ポップスで精神医学

大衆音楽を〝診る〟ための18の断章

山登敬之
斎藤環
松本俊彦
井上祐紀
井原裕
春日武彦

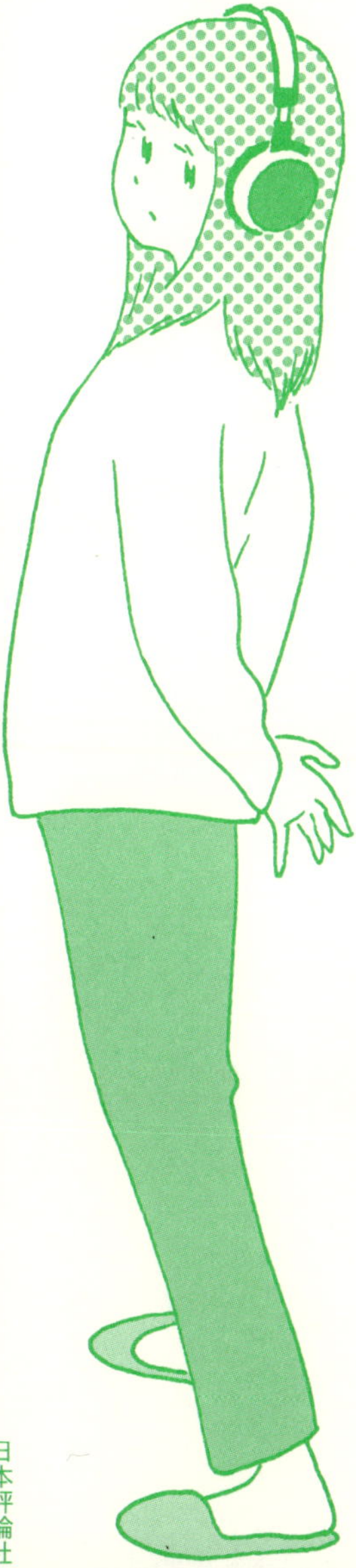

日本評論社

ポップスで精神医学

はしがき

本書は、『こころの科学』一六四〜一八一号に連載された「この病、この一曲―大衆音楽を〝診る〟ための18の断章」を編み直し、一冊にまとめたものである。

企画の趣旨は、精神科医が自分のこだわりのある病気をひとつ選び、同時にそれを語る際のテーマとなる一曲を選んで思いの丈をぶつけてみようというもの。内容的には、斎藤環の言葉を借りていうと、「精神疾患の隠喩として大衆音楽をサンプルに」とる手法を用い、ふだん馴染みの薄い精神科の病気を一般向けに解説したものにしようと考えた。

精神科医には、とくに自分が専門としていなくても、好みの病気がある。精神科の病気には、人間の生態や社会現象がさまざまな形で投影されるから、どの病気のどこに惹かれるかは人さまざまであろうが、とにかく、長くこの仕事をしていると、「オレにも一言言わせろ！」と言いたくなる病気が、ひとつやふたつできてしまうのだ。

この「オレにも一言」的感覚は、音楽に対してもあるのではないか。まあ、これは芸術作品のみならず、自分が愛好するものすべてに対して抱く感覚だろうが、ここではそれを頼りに、こだわりの病気と音楽を結びつけてみた。さらに、ジャンルは歌謡曲からロックにアニソンまで、「大衆音楽」ということで縛りをかけた。そのうえで、この病気に似合うこの一曲、あるいは、この病気を語るための補助線としての一曲を選ぶことにした。

方向性が決まったところで、『こころの科学』編集長の植松由記に話を持ちかけ、一緒に書き手を集めた。幸いなことに、声をかけた五人の仲間たちは、全員二つ返事で引き受けてくれた。本業、副業で年中多忙な連中だが、『こころの科学』は隔月刊、一人当たり一年に一本の勘定だから楽勝で書けるはず。かくして、グループ・サウンズならぬグループ・サイコライターズが結成された。

お互い同業者といっても、町医者から大学教授まで、専門は子どもの発達障害から大人の薬物依存までと、職場も仕事もさまざまである。年齢も上から下まで二〇歳以上の開きがある。男ばかりというのは意図したわけではないが、ザ・ビートルズもザ・タイガースも男ばかりだから、これはこれでよしとしよう。

さて、ふたを開けてみると、おやおや、みんな約束を守らない。「この一曲」はいいとしても「この病」のほうがいい加減である。おまけに、思い出のアルバムを作ったり自分の出したCDの宣伝をしたりする者まで出てくる始末。だが、これくらいは想定内だから驚きはしない。精神科医というのは誰しも、この程度には自分勝手で自分が好きなものである。私も人のことは言えぬ。

それに、あらためて「精神現象の隠喩として」の一曲と思って読めば、どの章もみなそれぞれに面白い。読者となって読み返すうち、私はまるで友人、知人たちと連れ立ってカラオケ屋に出かけたような気分になった。いつもの十八番に喝采したり、初めて知る曲に関心したり、はたまた歌を通じてマイクをもつ人の人となりを知ったり。音楽というものは、まさしく体験なのだと思った。

その観点からいえば、一人の音楽家との決定的な出会いを綴ったくだりは、どれも読んでいてワクワクする。斎藤環は、高校時代、下宿のラジオで忌野清志郎の歌声を聴いた。同じ頃、井原裕は、斎藤と同じようにラジオの深夜放送で、北山修の歌や語りに耳を傾けていた。時代は下って、中学生の井上祐紀は、地元の文化会館でTM NETWORKの演奏に合わせ拳をつきあげた。こうした音楽との出会い方が似合うのは、なんといっても思春期であろう。

年齢はずれるが、松本俊彦の「岡村ちゃん」愛、さらには「剣さん」愛も相当なものである。それから、医学生の頃、友人の運転するアルファロメオの助手席で吉田美奈子を聴いたという春日武彦の話も、その後の展開も含めじつに味わい深い。

と、これは本筋から外れた読み方であるが、本来の趣旨に戻れば、もちろん病気の理解にも役立つこと請け合いである。それでなければ、これだけの面子を揃えた甲斐がない。選ばれた「この病」を病名、障害名でリストアップすると、発達障害、摂食障害、性同一性障害、解離性障害、ＰＴＳＤ、薬物依存、うつ病、アルコール依存、ＡＤＨＤ（注意欠如多動性障害）、統合失調症、強迫性障害など。それ以外にも注目すべき精神医学のテーマとして、中心気質、自殺防止、トラウマ、対象喪失など。番外には、「無敵の人」の犯罪、マザコン、ストーカーなどもある。

また、一部の書き手が取り上げた音楽家についての詳細な記述と分析は、読者の病跡学的関心をも満たしてくれるだろう。忌野清志郎、岡村靖幸、小室哲哉、北山修といった対象は、彼らが「大衆」に近いところにいるぶん、歴史上の天才、偉人に比べ、はるかに身近に感じられるはずだ。

同時に、大好きな音楽家と作品を語り倒さんとする精神科医の情熱に、親しみを感じてくれる読者も少なからずいるのではないか。「いや、全然わかってない、オレにも一言言わせろ！」とおっしゃるむきもあるかもしれないが、それはそれで親しみの表出と解釈させていただこう。

というわけで、本書を通じて精神科の病気や精神科医という職業に理解を深めていただけたなら、著者のひとりとしてはたいへん嬉しい。私たちのグループはこれで解散となるが、また時期がきたら再結成して全国ツアーを敢行したいと思っている。まずはこのファーストアルバムをご堪能あれ！

二〇一五年　一一月吉日

山登敬之

ポップスで精神医学　目次

松本俊彦

春日武彦

山登敬之
YAMATO, Hiroyuki

発達の道のりは「これでいいのだ!」の連続の続きなのだ!!「天才バカボン」

『天才バカボン』と、わしらの時代

バカボンのパパの名ゼリフを「肯定の呪文」と呼んだのは、前衛家の吉田アミである[01]。

まず、肯定が在った。そこにある状況を信じよう。
否定を考えるのは、それからでも遅くない。
「これでいいのだ。」という最強の肯定の呪文。

「前衛家」とは何をする人ぞ。それは知らぬが、なかなかうまいことを言う。つまりはそういうことだ。バカボンのパパには、「賛成の反対！」や「国会で青島幸男が決めたのだ！」など、多くの名ゼリフがあるが、なんといっても、きわめつけはこれであろう。

息子のバカボンやバカ田大学の同窓生たちと、あるいは、日本一ピストルの弾をたくさん使うおまわりさんと、さんざんバカなやりとりを繰り返し、ページ狭しと暴れ回ったあげく、パパはこの言葉を言い放つ。さて、抜き放ちたるは、伝家の宝刀バカボン丸！　ベベン、ベン、ベン！

……と、調子よく書き始めたのはいいが、まさかこの国民的ヒーロー、バカボンのパパ（以下「パパ」と略す）を知らない人はいないだろうな。いますか？　いるといけないので、しなくてもいい説明をしておきましょうか。

パパは赤塚不二夫の漫画『天才バカボン』の主人公。一説に四一歳といわれるが、真相は不明。職業も不明。体型は二頭身、あぐらをかいた鼻の下に、鼻毛と区別のつかぬ口ひげをたくわえている。ねじりハチマキと腹巻きを常時着用、外出時は雪駄を愛用。一人称に「わし」、語尾に「のだ」「なのだ」を使う話し方が特徴。家族は愛妻のママと、長男バカボン、次男ハジメの四人暮らし。

タイトルどおりにいけば、漫画は息子のバカボンが主人公になるはずで、実際、編集部の望んだ設定はそういうものだったらしい。しかし、作者は最初から大人の登場人物にバカをやらせるつもりでいて、連載開始間もなくパパの人気が決定的になったことも手伝い、彼が主役の座に落ち着いたという。

『天才バカボン』は、一九六七年に『週刊少年マガジン』で連載を開始、その後、掲載誌を『週刊少年サンデー』に移し、さらに『マガジン』に戻って七六年まで続いた。テレビアニメのほうは、東京ムービーが製作し、七一年から読売テレビ系で放映された。

作者の赤塚不二夫は、この作品を発表する以前、『おそ松くん』と『ひみつのアッコちゃん』でヒットを飛ばし、すでに人気と名声を手にしていた。『天才バカボン』と同じ年には、『もーれつア太郎』の連載も始めている。

この時期、つまり、『おそ松くん』のイヤミが「シェー！」でブームを巻き起こした一九六四年から『もーれつア太郎』のニャロメが大人気を博した六九年あたりまでが、漫画家・赤塚不二夫の絶頂期ではなかったか。日本も、ちょうど東京オリンピックから大阪万博にいたる高度経済成長期の真っ只中にあって、やたら元気のよい時代だった。

私の子ども時代も、ちょうどこの時期に重なっている。オリンピックと万博が開催された年は、それぞれ、私が小学校、中学校に入学したのと同じ年だ。『サンデー』や『マガジン』などの少年漫画誌の創生期も、グループサウンズの大流行も、学園紛争も、すべてリアルタイムで体験している。

私たちは、あの時代を赤塚不二夫のキャラクターたちとともに生きた。それは、いまにして思えば、ラッキーなことだったかもしれない。みなそれぞれ、いろいろなことがあったにしろ、時代が頭ごなしに肯定してくれる、そんな空気をともに呼吸していたのではなかろうか。

「天才バカボン」を歌う

テレビアニメ『天才バカボン』の放映が始まった年、私は中学校二年生だった。当時、私の通う中学校にはヤナギモトという名前の教師がいたのだが、その先生の授業になると、教室のうしろのほうからこんな歌声が聞こえてきた。

「柳の下に人がいる　だからぁ〜ヤナギモォト〜」

これはバカボンの主題歌「天才バカボン」（歌：アイドル・フォー、作詞：東京ムービー企画部、作曲：渡辺岳夫）の替え歌で、歌っていたのはクラスのバカな男子生徒たちだった。原曲の歌詞は「柳の枝に猫がいる　だからネコヤナギ」である。

こんなつまらない替え歌を面白がって歌うところが、いかにも中二男子らしい。でも、この年齢の男子は、いつの世も、だいたいこの程度にはバカですから。

バカボンの歌というと、個人的には、なによりまずあの「ヤナギモォト〜」を思い出す。私は、紙の漫画は好きで少年誌は毎週立ち読みしていたが、アニメは小学生の段階でおおむね卒業してしまったので、『天才バカボン』をテレビで見ていたかどうかは記憶にない。まあ、曲がわかるのだから、少しは見ていたのかもしれない。

さて、先に引用した歌詞は、二番の歌い出しである。一番は「西から昇ったおひさまが　東に沈む」だ。歌は全部で六番まであるが、どれも初めはこんな調子で、しかもあとのフレーズだけ、パパの声で浪曲調に歌われる。

そこに「あっ　たいへん！」とか「えっ　ホント！」とか合いの手、ツッコミが入り、あとは「これでいいのだ」が二度繰り返され、「ボンボン　バカボン　バカボンボン／天才一家だバカボンボン」と続く。

私は、本章を書くにあたって、リサーチのつもりでカラオケ屋に出向き、この歌を歌ってみたが、どうもうまくいかなかった。例の「だからぁ～ヤナギモォト～」の前後が難しい。その理由を、音楽家の友人に分析してもらったところ、次のような回答を得た。

この歌は、全体はニ長調だが、浪曲をうなるようなパパの声のところだけニ短調に転調する。軽快に四拍子を刻みながら長調で始まった曲が、ここで突然短調に変わり、しかも一瞬伴奏が途切れるため、リズムを見失ってしまうのである。

なるほど。だが、うまくは歌えないものの、この変調部分は魅力的だ。原作のナンセンス精神をよく伝えていると思う。四番の「崖から落ちてケガをした　だからガケなのだ」は、ダジャレのようでいて違うみたいだし、要するになんだかわからない。六番の「バカでなくてもバカなのだ　それが天才だ」というのも深い。

ナンセンスというものは、意味、日常、制度といったものの拘束から、私たちをひととき解き放つ効果をもつ。この短いパートは、歌詞と音とパパの声で、私たちの関節をはずしにかかる。だから、うまく歌おうなどと最初から考えないほうがいいのだ。リズムを見失い、ウロウロする自分を楽しめば、それでよいのである。

冒頭に引用した文章のなかで、吉田アミは、「これでいいのだ」の一言によって、どんな不条理も許され、「マンガの中で、何処までも自由になってしまう」「一切が笑いになる」と書いている[01]。そんなふうに、ナンセンスのあとにはカタルシスがやってくる。

「これでいいのだ　これでいいのだ／ボンボン　バカボン　バカボンボン」と、一番から六番まで繰り返される心地よいリフレイン。これぞ、この歌の真髄、まさしく「肯定の呪文」である。

できる？　できない？

「天才バカボン」と発達障害を結びつけるのは、サヴァン症候群の旧称「イディオ・サヴァン(idiot savant)」からの連想か？　と疑うむきがあるかもしれない。ところが、どっこい、そうではない。

発達障害の人たちは、いわゆる二次障害が深刻な場合を除けば、子どもも大人も可愛くて愉快な人が多い。何を考えているかわからないところもあるし、突飛な言動に驚かされることもあるが、めんどうな葛藤がない。人の世にあって、汚れることを知らない。いわば、天然中の天然なのだ。

これを「これでいいのだ！」と言わずして、何を言うのかと、私などは思うのだが、世間はそうは言わない。新しい名札をつけて、制度が用意した場所に囲い込もうとする。それが私は気に入らない。そのあげく、「天才バカボン」の歌を選曲してみたというわけである。

発達障害とは、一言で言えば、生まれつき「上手にできない」ということである。生後、発達が一部ズレた道筋をたどるか、どこかで滞るかするために、その年齢でできてしかるべきことが上手にできない。

子どもの場合を想定すると、たとえば、ＡＤＨＤ（注意欠如多動性障害）なら、上手にお話が聞けない、上手にガマンができない。自閉症スペクトラムなら、上手にお友だちをつくれない、上手に言葉を使えない、上手に気持ちの切り替えができない、ということになろうか。

彼らは、できないだけでなく、時に常識はずれのことをする。それは、独特の常同運動だったり、場にそぐわない唐突な行動だったり。しかし、これも言ってみれば、フツウの振る舞いが上手にできないということだ。

私は、親や学校の先生その他を相手に、発達障害を説明するとき、この「上手に○○できない」という表現を使うことが多い。そして、上手にできないとはいえ、その子なりにできるようにはなる、そうなるよう支援しながら育てていくのが療育である、などと言葉を足す。「障害」という言葉のネガティブな響きを、多少なりとも弱められればと考え、私なりに言い回しを工夫したつもりだ。これはこれで、内容に間違いはないと思うが、繰り返し話すうちに、ちょっと待てよ……という気がしてきた。

当事者や親にしてみたら、「できない」と言われれば、やはり面白くないのではないか。なにも「上手に」できる必要はないんだよ、それなりにできればと、できる側の人間に言われても、素直にうなずけないのではないか。

できるできないと言えば、たしかにフツウよりはできないわけだし、私たちの社会もできる側の尺度に合わせてつくられているから、できない人たちは、何かにつけて不便を強いられる。そこで、わからないことはわかりやすく教えましょう、できないところはお手伝いしましょうという、教育や福祉の発想が生まれるわけだが、それだけではどうも、できる側とできない側のギャップが埋まらないように思える。

できるできないを問わず、彼らの存在をまるごと、「これでいいのだ」と認めることはできないものか。「非定型発達」でも「発達凸凹」でも、まだちょっと苦しい。できるできないの垣根を払うキイワードが見つかれば、彼らと私たちの関係は、もっとフラットになるはずなのだが……。

子どもの発達、大人の成熟

できてもできなくても、「それでいいのだ」と認められること。発達に難があろうとなかろうと、子どもにとって最初に必要なのは、そのことである。

赤ん坊は、ハイハイを始めて、あちこち動き回れるようになる頃から、探索行動を通じて周囲の世界とかかわりをもとうとする。やがて、子どもは自分の足で立ち、歩き、みずからの意思のもとに動き出す。あるときは「ひとりでできるもん!」と強情を張り、またあるときは「やっぱりできない……」としょぼくれる。

そのたびに、子どもは母親(または、それに代わる養育者)から離れたりくっついたりを繰り返す。このとき、子どもに必要なのが、「ひとりでできてえらかったね」「大丈夫、いつかできるようになるよ」という大人たちの温かいまなざしだ。すなわち、「それでいいのだ」という肯定的な視線である。これがあれば、子どもはみずからの不安と闘いながら、自我を育てていくことができる。

この時期を無事に過ぎると、子どもは自我の芽生えた一個の独立した存在に育つ。これがおよそ三歳ぐらい。次に彼が学ぶことは、欲望をコントロールすること、ものごとを上手に諦めることである。これは放っておいて身につくものではない。周囲の大人がしっかり教えてやらなければいけない。そう、「それではいけない」と。

「上手に諦める」力は、人間が独り立ちするためには、どうしても必要なものだ。自分の欲望と現実をすり合わせ、望みのかなうこととかなわないこと、自分の力でできることとできないことの見きわめをつける。それができないとあとで困る。

ここまでのことを、子どもは日々繰り返される親のしつけを通して覚えていく。親がやみくもに子どもの要求を受けいれていては、つまり「それでいいのだ」ばかりでは、子どもはいつまでも万能感から抜け出せない。反対に、「それではいけない」なしに「それではいけない」とダメ出しばかりされては、萎縮してしまって自信を育てることができないだろう。

親をはじめとする大人たちのまなざしを、やがて子どもは自分のものにする。これでいいのかいけないのか、to be or not to be……、思春期以降、大人になる過程で自問自答が繰り返される。

もちろん、大人になっても、この問いに終わりはない。「これでいいのだ」と言えることがゴールではない。いいのかいけないのかを自分で見きわめ、自分自身にダメを出し続けること。その力をつけるプロセスを、「成熟」と呼ぶのだ。

私たちは、残念ながら、バカボンのパパではない。ついでに言えば、あしたのジョーでもない。現実世界に生きる並みの人間は、そう簡単に「これでいいのだ！」とは言えないし、いますぐ真っ白な灰になることもできない。

「これでいいのだ」ではなく「これでもいいのだ」、汚れてゆく自分を、情けない自分を「これでもいいのだ」と許すこと。私たちにできるのは、それくらいかもしれない。しかし、だからといって、「なんでもいい」だの「どうでもいい」だのといった言葉は、口にしたくない。

もしも、そんなふうに道を誤りそうになったときには、諸君、これまでの自分をちょっとばかり「変調」してみよう。肩の力を抜いて、バカなことを言って、自分自身を笑ってみせよう。そして、その試みが不発に終わったときには、あの呪文を口ずさもうではないか。明日を生き延びるために。

これでいいのだ　これでいいのだ

ボンボン　バカボン　バカボンボン

そうだ、俺たちにはまだ沢田研二が……、じゃなかった、バカボンのパパがいる!!

参考文献
[01] 吉田アミ「バカにみえるためになるには」『文藝別冊 赤塚不二夫』河出書房新社、二〇〇八年

*漫画『天才バカボン』は、小学館文庫の『赤塚不二夫名作選』(全五巻)などで読める。

摂食障害を越えて「少女」

「少女」誕生の年、一九七二年

「少女」は美しく力強い歌である。

五輪真弓が、みずから作詞・作曲した「少女」で世に出たのは、一九七二年一〇月のことだ。同じタイトルのシングルとアルバムが、CBS・ソニー（現・ソニー・ミュージックエンタテインメント）から同時発売されるという、華々しいデビューであった。

一九七二年はどういう年だったかというと、二月に札幌五輪があり、八月にミュンヘン五輪があり、一年のうちに二度もオリンピックがあった。と、これは「五輪」つながりでシャレてみたのだが、真弓さんの場合はゴリンではなくイツワと読む。

それ以外の主なニュースとしては、連合赤軍の「あさま山荘事件」が二月、日本赤軍の「テルアビブ空港襲撃事件」が五月にあった。足かけ八年間にわたり首相の座に就いていた佐藤栄作が退陣し、「日本列島改造論」をぶちあげた田中角栄がこれに代わったのは七月であった。

一九七二年は、このように騒々しい年だったが、私自身にとっても落ち着かない年であった。ちょうど中学三年生で、翌年の春に高校受験を控えていたからだ。

その頃の受験生と言えば、ラジオを聞きながら勉強するものと相場が決まっていた。私も窓辺にトランジスタラジオを置いて、受験勉強に勤しんだものである。

学校では、クラスメイトが「パックインミュージック」や「オールナイトニッポン」や「セイ！ヤング」といった深夜放送の話題で盛りあがっていた。だが、私はAB型で夜に弱いため、深夜放送の始まる時間まで起きていることができなかった。

それでも、音楽は昼夜を問わずラジオから流れてきた。この頃、聞くともなく聞いていた曲は、いまも忘れずにいる。一九七二年のレコード大賞の受賞曲は、ちあきなおみの「喝采」。同最優秀新人賞は、麻丘めぐみの「芽ばえ」。どちらも歌えます。

五輪真弓と同じジャンルで言えば、よしだたくろう（現・吉田拓郎）「旅の宿」「結婚しようよ」、井上陽水「傘がない」、ガロ「学生街の喫茶店」などは、この年のヒット曲だ。シブイところでは、あがた森魚の「赤色エレジー」がある。

世は「フォーク全盛期」といわれたが、これらの曲には、それまでのフォークソングにあったような政治色やメッセージ性はもう失われていた。フォークは「ニューフォーク」になり、それから間もなく「ニューミュージック」へと姿を変えた。一九七二年は、ユーミンまであと一息！ の年である。

ユーミンは、当時はまだムーミンだった、というのはウソで、荒井由実だった。彼女がファーストシングル「返事はいらない」でデビューしたのは、やはり同年の七月のことである。つまり、五輪真弓は、ニューミュージックの女王と同じ年にデビューしていたわけだが、冒頭に述べたように、デビューは彼女のほうが華やかだった。なにしろ、ファーストシングル、ファーストアルバムが同時発売。おまけに、そのレコーディングはハリウッドのスタジオで行われている。さらに驚くのは、タイトル曲のバックでピアノを弾いたのがキャロル・キング！ だったことだ。

ちなみに、七〇年代に入ってソロ活動を開始したキャロル・キングが、一九七一年にリリースしたセカンドアルバム「つづれおり」は、グラミー賞四部門を制覇している。洋楽に疎い私でも、その中の「イッツ・トゥー・レイト」や「君の友だち」ぐらいは知っている。

五輪真弓の才能は、そのキャロルのお眼鏡にかなったのだから、それはそれはすごかった！はずである。

「少女」を歌う

私が初めて「少女」を聞いたのが一九七二年だったかどうかは、記憶にさだかでない。右のような理由で、その年に耳にしてはいただろうが、とくに熱中して聞いた覚えはない。だが、いつからか、この少女は私のこころに住みついてしまった。

あたたかい陽のあたる
真冬の縁側に
少女はひとりで
ぼんやりと坐ってた

つもった白い雪が
だんだんとけてゆくのを
悲しそうに見ていたの
夢が大きな音を
たてて崩れてしまったの

あたたかい陽のあたる
真冬の縁側に
少女はひとりで
いつまでも坐ってた

木枯しがのぞいてる
垣根のすきまから
少女はいつも
遠くを見つめてた

かわいい仔犬たちが
年老いてゆくのを
悲しそうに見ていたの
夢が風の中で
褪せて消えてしまったの

木枯らしが通り過ぎる
垣根の向こうに
少女はいつか
行くことを知っていた

私は、妻とカラオケに行くと、「練習」と称してこの曲をよく歌うが、一度もまともに歌えたためしがない。妻も同様、二人束になってかかっても、全然ダメである。

どこが難しいのか？　聞けばすぐわかるから、ヘタな説明をつける必要はないのだが、いちおう音楽的に解説を加えておこう。とはいうものの、私には音楽の素養、教養がまったくないので、バイオリンを弾いている友人の細君に質問してみた。以下は、その講義のまとめである。

この曲はハ長調。小節単位で平行調であるイ短調のようになるが、転調はない。四拍ごとにコードが変わる四分の四拍子。テンポは、アンダンテ（歩く速さで）ぐらいだが、アンニュイにひきずる曲調が、全体に「ゆったり感」を出していると思われる。

歌うのが難しいのは、ときどきドミソに戻るものの、これぞハ長調！　的な部分が少ないからだろう。ドからミやソへ行くのは楽だが、ドから六音離れたラや、ましてシに飛ぶのはシロウトには難しすぎる。

たとえば、「悲しそうに」の「か」はラ、「見ていたの」の「み」はシ、「たてて」のあとの「て」はミからファ、「崩れて」の「て」はシ。

このあたりはとくに音が取りにくい。前奏がハ長調の基本のドミソの和音でできているのに、歌い出しがそれから外れたラの音だったりファの音だったりするものだから、音程を見失ってしまうのである。

とくに「悲しそうに」の「か」は、その前の低いソから一オクターブ以上高いラに急に飛んでおり、しかも、このラは歌の中にここで初めて出てくる。したがって、じゅうぶんにこころの準備をしないと、正確な音を見つけることができない。

つまりは、大きく移動する音の頭を捕まえにくいということなのだが、「ゆったり感」も手伝って、各小節の歌い出しがさらに難しくなるのであろう。とくに、右に指摘されたところは、サビというかクライマックスというか、ドラマチックに盛りあがるパートなので、ここが歌えなくては、まったくお話にならない。

おそらく、私たち夫婦の「練習」は、永遠に続くであろう。しかし、それでもいっこうにかまわない。人前で歌わなければいいのだから。

摂食障害と「少女」

さて、私はいま摂食障害のことを頭に置きながら、五輪真弓の「少女」を聞いている。なぜ、摂食障害にこの一曲なのか。

摂食障害、とくに拒食症（神経性やせ症）は、思春期の女性に多い病気である。かつて、精神分析学派は、この病気の深層には「成熟拒否」というべき心理が潜んでいると主張した。

思春期にさしかかり、身体が女性のそれへと変化の兆しを見せると、女の子は自分が「見られる性」「産む性」であることを自覚するようになる。そのことに戸惑い、あるいは抵抗し、大人の女性になる道筋を無意識のうちに閉ざそうとする。その心理が、拒食という行為、やせ細った身体、無月経という症状などに表現された病気が拒食症というわけだ。

拒食症およびその予備軍の少女たちは、女性として成長することを恐れている。性的存在に変化していく自分を受け入れられずにいる。どのように「見られる」かは自分で決めてよいのだし、「産む」ことを選ばない人生だってあるのだが、そんなところまではまだ考えが及ばない。

思春期の入り口でこのように戸惑う彼女たちの姿は、私にあの「真冬の縁側に」「ひとりでぼんやりと」座る少女を思い出させる。この子どもが、病気だの病気になりそうだのという話ではない。むしろ、歌詞には、ひとりの少女の力強い成長が読み取れる。そういう意味では、思春期をテーマに扱って、摂食障害と「少女」はネガとポジの関係にあるといえる。

歌のなかに登場する少女は、何歳ぐらいであろうか。縁側に「ぼんやりと」座りながら、積もった雪が溶けてゆくのを「悲しそうに見ていた」というのだから、その姿がさまになっていなくてはならない。思春期のちょっと手前、小学校三、四年ぐらいではどうだろう。

季節は真冬であり、庭に雪も積もっているが、陽光の降り注ぐ縁側は暖かい。ノスタルジックな情景である。これは幸福な子ども時代を象徴的に表すものであろう。「白い雪」がだんだん溶けてゆくところは、その時代が間もなく終わるのを暗示している。

では、彼女が見ていた「夢」、「大きな音を／たてて崩れてしまった」夢とは何か。これも同様に考えてよいだろう。すなわち、ここでの「縁側」も「白い雪」も「夢」も、みな子ども時代を表している。そして、その終わりを主人公の少女は予感するのである。だからこそ、彼女は「悲しそう」なのだ。

ところが、第二景は様子が変わっている。同じ冬の風景を歌ってはいるが、暖かい日射しも雪もない。代わりに木枯らしが吹いている。少女は縁側から庭に降りて、垣根の外を見ている。第二景で描かれる少女は、第一景のときよりも成長している。彼女の飼い犬かどうかはわからないが、おそらく可愛がっていたのだろう、その「かわいい仔犬たち」も年老いた。そのぶん、彼女もまた年を重ねてきたはずである。

木枯らしの吹く乾いた風景のなかには、子ども時代を思い起こさせるものは、もう何もない。少女の見る「夢」も「風の中で／褪せて消えてしまった」のである。

だが、ここに出てくる夢は、第一景のそれとは、おそらく異なるものだ。それは少女が子ども時代に思い描いた、さまざまな夢のことであろう。いくら自分が頑張ったところで、かなわない夢があることに、どこかで彼女は気づいたのだ。

だとすると、第二景の少女は、すでに思春期にあるといっていい。「垣根の向こう」は大人の世界だ。自分もいつか垣根の外に出ることを、彼女はすでに「知っていた」のである。

少女は間もなく垣根の向こうに立つだろう。立たねばならない。そのとき目に映るはずの一本道。その先にこそ、彼女の未来は開けるのだ。

夢のあとさき

少女は、縁側から庭に降り立ち、垣根の外に出た。それが子どもから大人への道筋だとすると、「成熟拒否」型の拒食症は、さながら縁側にしがみついた状態であろうか。彼女たちは、いつまでも子ども時代という「夢」の世界を彷徨する。

このタイプとはまた別に、「平凡恐怖」型の拒食症というのもある。ダイエットを入り口にして拒食症に陥る少女たちに多い。彼女たちは、平凡、人並みを嫌い、女性として秀でた存在でありたいと願う。

ならば、手っ取り早いのがダイエットだ。コマーシャリズムは子どもたちに、さまざまなメディアを通じて、やせた女こそ美しいと刷り込みを繰り返す。欲張りなのか自信がないのか、少女たちは、やせてキレイになって……と、みずからの価値を上げげんと躍起になる。

しかし、子ども相手にいうのもなんだが、これもまた子どもじみた「夢」に過ぎない。ダイエットをするのは勝手だが、そこそこのところで挫折してこそ健康なのである。自分を病気に導くような「夢」ならば、さっさと捨てたほうがいい。

拒食症に比べると、過食症は少しばかり先に進んでいる。平均的な発症年齢も高い。しかし、過食症の女性も、容易に大人になりきれないという点で悩みは一緒である。いってみれば、垣根のところでしゃがみこんでしまった状態だ。彼女たちは、戻れないと知りながら、垣根の向こうから懐かしそうに庭の中を覗いている……。

さあ、いつまでも、こんなレトリックに興じていると、あちこちから顰蹙を買ってしまうので、もうやめにしよう。ただ、もうひとつ「夢」に関していうならば、この言葉はそもそも女には似合わない。おや、これではまた誰かに叱られてしまいそう？

女は現実主義者という俗説は、男の立場からなら支持できる、たぶんできると思う、まあちょっとそんな気もする。たとえば、女に「極楽トンボ」はいますか？「夢をもたない人間は野菜と一緒だ。そうだな、キャベツだ、キャベツ！」、こんなセリフの似合う女がいますか？　いないでしょう。

こうした観点からすると、世の中には、子どものままでいたり、いつまでも夢みたいなことを言ったりしていても、許されてしまう男はたしかにいる。なお、右のセリフは、映画『世界最速のインディアン』からの不正確な引用である。

もちろん、女だって夢をもって悪いことはない。しかし、それは子どもや思春期の夢、男の夢などよりも実現性の高いもの、現実的な目標に近いものではないか。逆に、そうでないならば、やはり身の丈に合ってないといわれはしないか。

五輪真弓の場合はどうだったろう。彼女は、自身の公式ウェブサイト（http://www.itsuwamayumi.com/top/index.html）で、「少女」について次のようなコメントを載せている。

（前略）中味を見て、とても繊細な、極端にいえば人に言えないような悩みをもっている内容の歌なんです。そのへんのギャップが大分ありましたね。「少女」なんていう歌がそうですね。ポピュラーソングというよりは、自分の内面的な私小説的な歌、それがああいうふうにメジャーというか、上皮に包まれて、ちょっと中味が見えなくなった人もいるんじゃないかと思って。往々にしてほんとうの「少女」の歌の中味が見えなかったんじゃないかと思います。いかにも恵まれたお嬢さんがデビューしたような……

ここでいう「ギャップ」とは、派手なデビューの仕方と作品の間に生まれたギャップを指している。また、そういう戦略で世に送り出された女性歌手のイメージを、「上皮」と言っているのだろう。

だとしたら、五輪真弓は、そんな形のデビューを夢見ていたわけではないということになる。たとえ、それが世間的には成功といえたとしても、本人がどれほど満足していたかはわからない。

音楽を愛した少女は夢を手にした。だが、それはあくまでも結果であった。あてのない子どもじみた「夢」よりも、「垣根の向こうに」立とうとする意志こそが、彼女には大切だったのである。

「性同一性障害」は二丁目のおかまを救ったか「DESIRE──情熱──」

性同一性障害という「病気」

話は今世紀初めにさかのぼる。二〇〇一年春、ひとりの女子競艇選手のカミングアウトがニュースになった。

「僕は、いま、性同一性障害という病気にかかっています」

彼女は、そののち性別適合手術を受け、さらに戸籍上の名前も変えて「男」になった。テレビで見る限り、彼になった彼女はとても嬉しそうだった。あるニュース番組では、女性レポーターと一緒にデパートの洋服売り場を歩きながら、笑顔で語る姿が放映されていた。「ウエストも一〇センチも太くなって、男の服が着られるようになったんです。もちろんパンツだって男物ですよ、見せましょうか？」

この番組を見たときの、どこか釈然としない思いを、私はいまでもよく覚えている。いいのかなあ、こういう人を「病気」って言って。本人が満足しているなら、その幸せに水を差すこともないか。じゃあ、まあ、病気なら病気でもいいけど、そんな簡単に「治ってよかったね」で終われる話なの？　私には、そんな疑問が湧いてきたのである。

「性同一性障害（gender identity disorder）」について、精神科の教科書にその記述を探すと、だいたい次のようなことが書いてある。

患者は、自分の生まれもった性別に対し強い不快感や拒否感があり、反対の性別になりたいという根強い願望をもっている。そのために、ホルモン治療や外科的手術などによって、身体を可能な限り自分の望む性に一致させようと努力する……。

この状態を病気ととらえる者は、次のように考えるだろう。身体の性と脳が認識する性が正反対なのだから、これは病気として妥当である。なにより、個人が悩んでおり、社会的にも不利益を被っているのだし、その苦しみを取り除くためには治療が必要なのだから。

そこで、治療法のひとつに先の性別適合手術が登場するわけだが、面白いのは、精神科の病気を身体にメスを入れて治してしまおうという発想だ。昔であれば、アタマのほうを治すべくあの手この手が使われたか、ただの変態として放っておかれたかだろう。それを思えば、いい時代になったというべきか。

ともあれ、私たちの業界は、自分の身体を改造して男になりたい女、あるいは女になりたい男を、かくのごとく病気として認め、治療の対象にしたのである。

わが国でも、日本精神神経学会が、一九九七年に「性同一性障害に関する診断と治療のガイドライン」を発表し、翌年には埼玉医科大学が公として初めて患者に性別適合手術を行った。ガイドラインは、その後の経験と研究成果を踏まえて改訂が加えられ、現在のところ第四版が最も新しい。

こうした流れのなかで、競艇の彼（もと彼女）の登場があったわけだが、そのことを理解してもなお私の煩悶は続いた。そして、その根っこを自分のなかに探すうち、ハタと気づいたのは、新宿二丁目のおかまたちの存在だった。

話を先に進める前に断っておくが、私は「おかま」を蔑称や差別語と考えないので、この呼称をこのまま使う。いまの時代は「ゲイ」や「ニューハーフ」のほうが一般的なようだが、ここでは私にとって愛着のある「おかま」一本槍！　で通したいと思う。

「おかま」は診断できるか

世界有数のゲイスポット、東京の新宿二丁目に、私の馴染みの店が一軒ある。ここに出入りするようになったのは一九九〇年前後のこと、その後、友人らとともに「新春紅桃白歌合戦」

なるイベントを企画し、私は一〇年間にわたりその司会を務めた。

これがどういう催しかというと、要するにカラオケ大会である。客の中からのど自慢を選りすぐり、男女を白組と紅組に分けて競い合う。そこに店のおかまも「桃組」として参加するというのが、ミソと言えばミソだ。私たちのこのアイデアは、のちに本家の「NHK紅白歌合戦」にパクられることとなった（当局否定）。

この店は二丁目の老舗で、私の知る限り、全盛期には五名のおかまがフロアに出ていた。チーママの慶子さんを筆頭に、プリティ、ステファニー、麗香、奈津子。このうち、カタカナの二人は見た目は男、残りの三人は睾丸除去手術と豊胸（造胸？）手術を施し女の形《なり》をしていた。

ちなみに、店のオーナーはスーツのよく似合う男で、マスターと呼ばれている。ふだんはカウンターの奥にいるが、常連やお気に入りの客が来ると、そこから出てきて客の隣に座ることもある。私の場合、そうしてもらえるまでに、かなりの年月を要した。

おかまたちの外見はさまざまだが、マスターを含め全員が流暢なオネエ言葉をしゃべる。そして、マスターを除く全員がホモセクシャルである。この性的嗜好については、本人たちに確認済みであるが、マスターにだけはいまだに恐くて聞けないでいる。しかし、まあ、完全なヘテロという線はなかろう。

精神医学は、男女の別を問わず、自分の性を不快に感じ反対の性になりたいと望む人を「性転換症（transsexualism）」と呼んできた。男の身体に生まれたが女であると自認する者を

ＭＴＦＴＳ（male to female transsexualism）、その逆をＦＴＭＴＳと表記して区別している。

自分が男か女かという「性の自認」が明確になる時期は人によって違うらしい。この店のおかまの場合、麗香は物ごころついたときからというし、奈津子は思春期に男子に恋している自分に気づいてからだという。このあたりは一般的だが、慶子さんの例は少し変わっている。

彼女（戸籍上はいまも「彼」だが）は、店に出始めた当時は、まだ自分が女という自覚はなく、プリティやステファニーのように男の形をしていたそうだ。やがて化粧や女装をするようになり、女性ホルモンを服用するようになり、どうせならと手術もし……とやっていくうちに、徐々に「女」に近づいた。現在のような「完成形」にいたったのは、三〇歳を過ぎた頃だったという。

それはそれとして、性転換症の基準に従い、このおかまバーの従業員を「診断」するとしたらどうなるか。プリティとステファニーは男が好きな男、要するにふつうのゲイだから、病名はつかない。残りの三人はＭＴＦＴＳといえそうだ。

ということは、精神科的に言えば、慶子さん、麗香、奈津子が病気で、ほか二名は健康？それでいいのか？　昨日までみんな仲良く「おかま」だったはずなのに。それこそなんだか差別的。それに、いくら手術で身体を変えたって、自分が男に生まれてきた歴史は消せない。性の自認が反対であっても、いまさら生まれ変われるわけでもない。

だったら、みずから進んで「病気」になるより、「悪かったわね、おかまで！」と胸を張っている彼らの生き方のほうが潔いではないか。こういう人たちまで「性同一性障害」に括ろうとするのは、彼らの誇りを奪うことにつながる。
と、今世紀初頭の私は、このような主張をもっていたのだが、それはいささか浅薄な考えであった。私は馴染みのおかまたちの肩をもつばかりに、おかまモデルを問題の中心に据えすぎていた。それゆえ、たとえば「おなべ」のほうが「おかま」より世間的にはずっと分が悪いというところまでは考えがいたらなかった。

ＭＴＦＴＳのおかまに比べ、ＦＴＭＴＳのおなべは社会的認知度が低い。水商売の業界でも求人は少なかろう。かの競艇選手の場合も、競艇という超男社会のなかで、ふつうにおなべとして生きろというのは酷だ。

つまり、ＦＴＭＴＳでしかもカタギとなると、社会的に自由度もずっと小さくなる。そういう人にとっては、いったん病気になっておいて、治療を受けて治ったというストーリーに持ち込むほうが、自分も世間も納得させやすいのかもしれない。ヤミで手術を受ける不安も少なくてすむだろう。そこに性同一性障害という「病気」の価値がある。

だが、それに当てはまるのは、あくまで一部の人々に過ぎない。女から男まで、紅組から白組まで、ジェンダーは限りなく桃色なのである。このことを踏まえてかどうかは知らないが、米国精神医学会の『精神疾患の診断・統計マニュアル』（ＤＳＭ）は、二〇一三年五月に出版した第五版から「性同一性障害」を「性別違和（gender dysphoria）」と改称した。

おかまと歌う「DESIRE―情熱―」

ところで、私にとって二丁目を象徴する一曲と言えば、中森明菜の「DESIRE―情熱―」（以下「DESIRE」）である。

松田聖子ほどではないにしろ、中森明菜はおかまたちに人気がある。一般にも、聖子派、明菜派というカテゴリー分類があると聞くが、おかまには「どっちも好き！」派が多いようだ。私は、とくにどちらのファンというわけでもないが、二丁目の夜に似合うのは、なんといっても明菜のほうだと思う。

「DESIRE」（作詞：阿木燿子、作曲：鈴木キサブロー）は、一九八六年にシングル盤で発売され、同年のレコード大賞を受賞している。おりしも、日本はこの年にバブル景気に突入しているが、そんな時代の空気をいまに伝える歌である。

私が二丁目に出入りするようになったのも、まさにバブル真っ只中の頃。おかまバーで紅白、桃組を問わず好んで歌われた「DESIRE」は、私に当時の店の活況を思い出させてくれる懐かしい歌でもある。

だが、今回、私がこの曲を選ぶのは、そんな個人的な郷愁からだけではない。「享楽」に向けて危険な誘いをかけるこの歌こそ、おかまたちのテーマソングにふさわしいと考えたからだ。そのことを説明する前に歌詞をひととおり紹介しておこう。せっかくなので、おかまたちの入れる間の手もオマケにつけておく（伏せ字は筆者による）。

Get up, Get up, Get up, Get up
Burning love（ハッハッハッハッ、あの頃は、ハー！）

やり切れない程
退屈な時があるわ（あるわ、あるわ）
あなたと居ても（とくに、さいきーん）
喋るぐらいなら
踊っていたいの　今は（いまわ、いまわ）
硝子のディスコティック（それ、ヘッヘッヘェー）

そう　みんな堕天使ね
汗が羽のかわりに（①パパラ、パパラ、パパラ、パパラ）
飛んでる（②パン、パン、パパパン、パパパパッ、パーン！）
何にこだわればいいの
愛の見えない（見えないパンティーやめましょう）時代の
恋人達ね（ハイハー！）

＊まっさかさまに堕ちて　desire（堕ちたら早いよ、水商売）
炎のように燃えて　desire（燃えても立たない四〇代）
恋も　dance, dance, dance, dance　ほど
夢中になれないなんてね（③×××）
淋しい（④すたこらさっさ、ほいさっさー！）
Get up, Get up, Get up, Get up
Burning heart

〈間奏〉
（それそれそれそれ、ヒゲを剃れ）
（それそれそれそれ、脇毛剃れ）
（それそれそれそれ、××毛剃れ）
（そーれ、それそれ、お祭りだー）

腕を離してよ
キスをされるのも　ごめん（ごめん、ごめん）
気分じゃないの（気分じゃないなら乗らないでー）
ヒールを脱ぎ捨て

感じているのよ
夜の（夜の、夜の）孤独な長さ（長いの太いの短いのー）

そう　多分　贅沢な悩み
分かっているわ（同①）これでも（同②）
何を信じればいいの
スキャンダルさえ（穿いてもいいのはスキャンティー）
時代のエクスタシィよ（かいかーん！）

ぶつかり合って廻れ　desire（まわせ、まわせ、男をまわせ）
星のかけらを掴め　desire（掴んだ×××は離さない）
夢はそうよ
見る前に醒めてしまったら
何にも（同③）ならない（同④）
Get up, Get up, Get up, Get up
Burning love

＊くりかえし

「女」になることの困難

「DESIRE」の副題は「情熱」とあるが、タイトルをそのまま日本語にするなら「欲望」であろう。女は何を欲望し、どこに情熱を向けようとしているのだろう。

中森明菜が呟くように歌う低音域のパート。男をソデにしてディスコで踊る女は、ひとり醒めている。長い夜に退屈し、喧噪のなかで孤独を感じている。

やがて、歌はロングトーンで歌いあげられる高音域のサビへと続く。女は、自身の欲望の正体もわからぬまま、みずからを情熱的に駆り立てようとする。そうしなければ、生きている気がしないからだ。

女が求めるものは、「燃えるような恋」であろうか。少なくともダンスよりも夢中になれる恋？　いや、こうして言葉にしてしまっては、途端に陳腐なものになってしまう。

彼女が欲しいものは、「炎のように」自分を燃やしてくれる何か、だ。それを手に入れるためには、「まっさかさまに堕ちて」いくことも厭わない、そのように堕ちてこそ手に入る何か。あるいは、手に入れたとき、みずからを焼き尽くしてしまいかねない何か。それは、まさしく、「享楽」と呼ぶにふさわしいものではなかろうか。

ジャック・ラカンによれば、というより斎藤環の講釈［01］によれば、享楽は「快感とか快楽を越えた、強烈な体験」のことだそうである。言い換えれば、「人間が言葉によって切り離された『存在そのもの』と、もういちど完全に合体するような、そのくらい強烈な体験」である。

そして、男と女では、この享楽のあり方が決定的に違っている。男のそれが去勢という掟に縛られた「ファルス的享楽」であるのに対し、女の場合はそこから逸脱することを許された「他者の享楽」だというのだ。

この男女の違いについては、くわしく説明する字数も実力もないので、すたこらさっさと通りすぎてしまおう。だが、「DESIRE」のサビ部分が享楽の予感を歌っており、この種の欲望が女を特徴づけるものであることを、私は直感的に理解したし、これはたぶんラカン的にも正解のはずである。

ついでに言えば、ラカンの有名な言葉に「女は存在しない」というものがある。男は「ファルスを持つ存在」であると一言で言い表せるが、女の場合にはそれができない。その存在を象徴的に示す言葉がない。だから、女は「男ではないもの」というしかなく、つまり「女性一般」なるものは存在しない[01]。

もしも、そうだとすれば、私はおかまたちに限りなく同情する。女が存在しないなら、男をやめて女になろうとした彼らは、いったい何を目指せばよいのか。「存在しない」ものにどうやったらなれるというのか。男をやめた途端に、彼らは何者でもなくなってしまうのではないか……。

そういえば、いつだったか、ふだんは客を相手に「いやだぁ、ハートは女の子よ！」とはしゃいでいる麗香が、私の前でしみじみと語ったことがある。

「あたしたちって、やっぱりヘンよ。女じゃないわ。おかまなのよ」

身体を改造したからといって、すぐに女になれるというものでもない。そもそもが、「身体は男、心は女」だったというのもあやしい。女として生きてゆくには、なにより女の欲望を手に入れる必要がある。だが、それは、おかまたちにとっていかに難しいことか。

性同一性障害の診断を求める人々の多くは、より自由で健康な生活を望んでその選択をするのだろう。だが、それとは別に、診断と治療という煩わしい手続きを嫌う性の越境者たちがいる。そのなかには、享楽の香りに誘われた者も少なからずいるはずだ。私が二丁目の店で出会ったおかまたちは、まぎれもなくそういう人種であった。

彼らは、「女」を望みながら、そうなることの困難にじゅうぶんに気づいており、それゆえに女の欲望に強い憧れを抱く。中森明菜の歌う「DESIRE」に強く惹かれながら、しかし、快感や快楽のレベルで茶々を入れる。そうやって「快楽原則」を唱えつつ、享楽の淵で踏みとどまろうとしているようにも見える。

おかまたちの見せるこの大胆さと臆病さ。それもまた、私が彼らを愛する理由である。

参考文献
［01］斎藤環『生き延びるためのラカン』ちくま文庫、二〇一二年

＊文中に登場する人物の一部は仮名である。

斎藤 環

SAITO, Tamaki

「中心気質者」にとって「自由」とは何か？ 「トランジスタ・ラジオ」

清志郎とは誰か

僕が思うに、デヴィッド・リンチと宮崎駿と美輪明宏と浅井健一は何を言っても許される。天才だから？ もちろんそれもあるが、それだけではない。彼らは思想そのものがそのまま身体化されてしまった希有な存在なのだ。彼らの言葉にはいつでも物質的な手応えがある。まあ物質なら仕方ない。物質には反論できない。

そんな僕にとっての「何を言ってもOKリスト」に、かつて忌野清志郎も入っていた。そう、二〇〇九年の早すぎるその死まで。

結構年季の入った音楽ファンとして言うのだが、忌野清志郎は日本のポピュラー音楽史における数少ない特異点の一つだったと思う。「なぜこんな才能がありえたのか」という度合いで言えば、筒美京平と同じくらい謎めいた単独峰の一つだ。思春期の僕に与えた影響という点では、フレディ・マーキュリーと忌野清志郎の二人の名前はもはや不動の位置にある。

実際、彼の歌声の記憶は、僕の中にいくつもの「フラッシュバルブ記憶」となって刻まれている。

ＲＣサクセションの歌を初めて聞いたのは、高校時代、下宿のラジオで「甲州街道はもう秋なのさ」をたまたま耳にしたときだった。今まで聴いたこともない奇妙なボーカルと、思春期心性に刺さりまくる歌詞に驚きつつも、ながらく誰のものとも知れない「謎の曲」のままだった。

だから、初めて『シングル・マン』のＬＰを見つけたときの記憶は、捜し当てた店の名前から一緒にいた友人の声（「これ斎藤が言ってた曲じゃない？」）まで鮮明に覚えている。大学一年の秋だった。

一九八〇年三月、大学受験の合格通知が届いて真っ先にしたことは、実家のステレオで「雨あがりの夜空に」を大音量で鳴らすことだった。大学二年生のつらい解剖実習は、連日ＲＣサクセションのアルバム『BLUE』を聴きながら乗り切った。

二〇〇九年五月二日、忌野清志郎は癌性リンパ管症により死去した。享年五八歳。五月九日には青山葬儀所でロック葬『忌野清志郎 AOYAMA ROCK'N ROLL SHOW』が行われ、葬儀所の周囲には彼の死を悼むファンの長蛇の列ができた。弔問者数は四万三〇〇〇人に及び、これは戦後の日本の葬儀においては、ｈｉｄｅに次ぐ二番目の参列者の多さである由。

あらためて言えば、清志郎は天才だった。その理由は後述する。その才能はあまりにも突出していたため、結局、誰も彼を継承できなかった。彼をリスペクトし、あるいは影響を受けたと称するミュージシャンはおびただしく存在するが、いまだ彼を超えられたものはいない。おそらくその意味で、彼は「影響した」というよりも「解放した」のだろう。だから彼は単独峰にとどまったまま、晩年はおとなしくキャラとして消費されていったのだ。

僕はたったいま、清志郎を「天才」と述べた。むやみに使うべき言葉ではないが、なぜそう考えるかについてははっきりした理由がある。僕の定義では、天才とは、どの分野であれ複数のイノベーションを成し遂げた人のことだ。

ボーカリストとしての清志郎は、特異な声質と恵まれた声量によって、日本人には珍しく、ライブでスキャットを自在にこなせる歌い手だった。

さらに彼は、徹底して「言葉」にこだわった。「促音を強調し、日本語のメリハリを強調するという発声法」で、その「日本語をはっきり明瞭に歌うというスタイルはのちに甲本ヒロト（ザ・クロマニヨンズ）、どんと（BO GUMBOS）、中川敬（ソウル・フラワー・ユニオン）、ＹＯ－ＫＩＮＧ、宮本浩次（エレファントカシマシ）など」に大きく影響した（Wikipedia より）。

彼の歌詞はしばしばディスコミュニケーションを主題としており、ダブルミーニングとユーモアにあふれ、時に鋭い風刺をはらんでいた。たとえば反原発ソングのはしりは清志郎だった（「サマータイム・ブルース」「Love Me Tender」）。

清志郎のステージアクトは、そのド派手な化粧も含め、八〇～九〇年代におけるロックバンドのステレオタイプを決定づけるほどの影響をもたらした。ついでに言えば、日本人に「イエーー！」という歓声をポピュラーなものにした最大の功労者（？）もおそらく清志郎だろう（高島忠夫とは使用法が異なる。清志郎は「Yeah!」だが、高島は「イエーイ」だ）。

あの「愛し合ってるかい？」（オーティス・レディングのMCの意訳）をはじめとする独特すぎるMCはよく知られている。しかし、彼の語り口そのものの影響についてはあまり知られていない。僕の知る限り、清志郎の口調はまず泉谷しげるによって模倣された。さらに、その泉谷の語り口に古今亭志ん生を加味して完成したものが、「オールナイトニッポン」におけるビートたけしの話芸なのだ。

こうして彼の幾多の「功績」を眺めてみると、もし清志郎がいなかったら、その後の邦楽ロックの風景はまったく異なったものになっていただろうと思わずにはいられない。それほど彼の存在の「境界性」は、ヤンキーからもオタクからもサブカルからも愛されたのである。

トランジスタ・ラジオ

さて、今回取り上げるのは、RCサクセションの代表曲の一つであり、清志郎が作詞・作曲を手がけた「トランジスタ・ラジオ」である。

日本語ロックの古典とも言うべき名曲ではあるが、なにしろ三〇年以上前の楽曲でもあり、若い世代にはなじみがないかもしれない。とりあえず歌詞を全文引用する。

Woo　授業をサボって
陽のあたる場所に　いたんだよ
寝ころんでたのさ　屋上で
タバコのけむり　とてもあおくて

＊内ポケットにいつも　トランジスタ・ラジオ
彼女　教科書ひろげてる時
ホットなナンバー　空に溶けてった
Ah　こんな気持ち　Ah
うまく言えたことがない　NAI　AI　AI

ベイエリアから　リバプールから
このアンテナがキャッチしたナンバー
彼女　教科書ひろげてる時

ホットなメッセージ　空に溶けてった

授業中アクビしてたら
口がでっかくなっちまった
いねむりばかりしてたら　もう
目が小さくなっちまった

＊くりかえし

君の知らない　メロディー
聞いたことのないヒット曲

一見、どうというところのない素朴な歌詞だ。しかし、こうした素朴きわまりない歌詞の中にも、さまざまな逆説や仕掛けを仕込んでしまうのが清志郎なのである。

授業中に屋上で一人、タバコを吸いながらラジオを聞いている。片想いの彼女は、真面目に授業を受けている。この状況に対しての感覚が「うまく言えたことがない」ということ。単なる解放感でも憧れでもなく、言語化されがたいもやもやした鬱屈。おそらく屋上から見える青空は、ビートルズ「ビコーズ」のように、悲しい青空なのだろう。

陽気な曲なのでつい楽しく聞いてしまうが、ここにあるのは決定的なまでの「すれ違い」だ。おそらく主人公の男子（＝清志郎）が好きな曲は、ビートルズ（リバプール！）やオーティス・レディング（ベイエリア＝ドック・オブ・ザ・ベイ！）だろう。いずれも一九六〇年代の真面目な女子学生が聞くようなタイプの曲ではない。つまり彼には、好きな彼女はけっして自分の世界を理解してはくれないだろう、という諦めがある。

考えてみれば、この「すれ違い」は、ＲＣサクセションの楽曲では定番のテーマとも言うべきものだった。これも古典的名曲「雨あがりの夜空に」の歌詞は、なんらかの事情でクルマ（＝彼女）に乗りたくても乗れない男の愚痴だし、「スローバラード」になると、一つの毛布にくるまって車中泊中の恋人同士が描かれるが、寝言を言いながら眠る彼女のかたわらで、男は不安で眠れない。わざわざ悪い予感がしない、などと言うからには、よっぽど先行きが不安なのだろう、と考えるほかはないではないか。

ここからは旧世代の愚痴になるが、どうも昨今の「瞳閉じすぎ世代」の歌詞には、こうしたすれ違いがほとんど出てこない。「会いたいのに会えない」というディスコミュニケーションを歌うかのようで、その実コミュニケーションの自明性にもたれかかりすぎている。〝紋切り型〟の多用がなによりの証だ。

ネット上でも「翼広げ過ぎ　君の名を呼び過ぎ　会いたくて会えなさ過ぎ　桜舞いすぎ　母親感謝されすぎ　もう一人じゃなさすぎ　同じ空の下にいすぎ」などと揶揄されている。清志郎は徹底してこの手の紋切り型を軽蔑していた。彼がさだまさしをそれなりに評価しつつ、松山千春への軽蔑を隠さなかったのもそのためだ。

若い世代のカップルたちは、きっと仲良く一つのヘッドホンをわけあって、同じ楽曲を一緒に愛聴したりするのだろう。そんな現代には「過剰につながりすぎる」切なさがあるはずだが、それに関してはまだ誰も「うまく言えたことがない」ように思う。

清志郎の歌詞はつねに「自由」への希求に満ちている。学校にも体制にも、恋人にも家族にも縛られない自由。だから彼の歌詞には、つねに「孤独」の影がある。激しく孤独を恐れながらも、その一方で、何者にも縛られずにさまよっていたい、という漂泊への思いがかいま見える。湯川れい子の次の言葉のように[01]。

清志郎さま、貴方はヒョーヒョーと奴凧みたいに風を受けながら、何者におもねることもなく、河を渡り、海を渡り、フリー・ウェイを走って、いつまでも貴方のまま誠実に、優しく、照れながら、率直に、見えない風と闘って生きていらっしゃる。繊細で大胆で、言い訳をしない詞が好きです。誰にも似ていない声が好きです。老成せずに一生きらめき続けるだろう、若い精神が好きです。狂えるほどに均衡の取れたその精神のバランスと公平さが好きです。

本当は、清志郎は「自由を求めた」わけではない。自由に生きるほかに生き方を知らない人間だったのだ。そして、その人固有のそれしかない生き方を生きることこそが、真の自由にほかならない。

清志郎と中心気質性

さて、本題に戻ろう。本書の趣旨は、精神疾患の隠喩として大衆音楽をサンプルに解説を加える、というものだった。それでは果たして、清志郎は「病気」だったのだろうか？

あえて病跡学的に考えるなら、清志郎は典型的な「中心気質」者だった。

実は僕は、個人的趣味として、ひそかに「中心気質」の偉人フォルダを作成している。その一端を、ちょっとだけお見せしよう。

古今亭志ん生、黒澤明、浮谷東次郎（レーサー）、石原慎太郎、山田かまち、勝新太郎、北野武。彼らこそは、いずれ劣らぬ中心気質者の系譜における天才である。

中心気質とは何か。彼らの生を特徴づけるのは、近景における喜劇性と、遠景における悲劇性だ。生の歓びに満ちた祝祭空間に、ふと死の衝動がよぎる。時に彼らは「限りなく優しい人でなし」にみえる。しかし彼らのかいま見せる含羞と愛嬌は、日本人に最も愛されるタイプのそれだ。

では解説しよう。まずは「気質」からだ。近年、この言葉が臨床場面で使用される機会はめっきり減ってしまったが、僕はいまだに愛用している。単なる「性格」よりも深いレベルで、いわばその人の「運命」そのもののような型。パソコンで言えば、性格はアプリケーションだが、気質はOSに近い。

ドイツの精神病理学者、エルンスト・クレッチマーは、人間の気質を三つの類型に分類した。すなわち、肥満型に多い「循環気質」、やせ型に多い「分裂気質」、そして闘士型（筋肉質）の「粘着気質」である。それぞれ病理としては、躁うつ病、分裂病、てんかんという三大精神病に対応している。

二〇一一年に惜しくも物故した精神病理学者の安永浩は、類てんかん気質を含みつつ、これを広く拡大した概念として「中心気質」を提唱した。以下、安永による記述を引用する［02］。

「『ふつぅにのびのびと発達した』五〜八歳位の『子供』のイメージを浮かべていただくのがよい。天真らんまん、嬉しいこと、悲しいことが単純にはっきりしている（しかも直截な表現）。周囲の具体的事物に対する烈しい好奇心。熱中もすればすぐ飽きる。動きのために動きを楽しみ（ふざけ）、くたびれれば幸福に眠る。『野の百合、空の鳥』ではないが明日のことは思い煩わない。『昨日のこと』も眼中にはない」

安永によれば「よい意味でもわるい意味でも自然の動物に近い」とされる、中心気質の「中心」たるゆえんは、「どんな人の心にも、その基底にはこの性質がひそみかくれている」ためだ。成長とともに、この中心からさまざまな方向へ偏向が生じ、これが成人の性格傾向を形づくるが、時にこの気質が、後天性の偏向を受けることなく成人することがある。これが狭い意味での「中心気質者」である。

ここで言われる「子供らしさ」とは、むろん単なるナイーヴィティと同義ではない。高い知性や洞察力が伴う場合もしばしばあるからだ。

安永が挙げる中心気質圏の天才としては、シーザー、マホメット、ナポレオン、ドストエフスキー、モーツァルトなどが挙げられる。僕が作成中のリストとあわせて考えるなら、彼らがなによりも感受性とイマジネーションにおいて卓越した人々であったことは容易にうかがい知れるだろう。

彼らの感受性においては、観念性が最小限に抑制され、代わって、ほとんどつねに肉体的な快・不快が中心となるという。

先ほど引用した忌野清志郎の評伝には、このタイプの天才一般に通ずるような記述があったので引用してみよう［01］。

> 彼は損得勘定で仕事はしないし、自分がどれほどのものかもよくわかっていない。スターらしい驕りもないし、およそ悩めるタイプの芸術家でもない。あまり人に興味がない、新しい、古いなどどうでもいい、時間にもルーズ、約束事も悪気なく忘れる。人に世話になったとか、逆に世話をしたとか、そんなことも問題としないし差別もしない。

「人に興味がない」という部分は、時に優しく、時に冷淡にも見える彼らの際だった特徴の一つだが、これは「自分と他人との比較に興味がない」という意味でもある。だから彼らの振る舞いは、時としてきわめてわがまま、かつ自分勝手に見えるのだが、それでいて不思議に自己愛的に見えない。彼らが自慢話をすることがあるとしても、それはほとんど、他人をほめるときと同じトーンでの自己評価としてなされることが多い。

もう一点、これは僕の「発見」なのだが、彼らに共通するものとして、「画才」が挙げられる。少なくとも黒澤明、石原慎太郎、山田かまち、勝新太郎、北野武らが素朴ながらも魅力的な絵の描き手であることに異論は少ないだろう。清志郎も例外ではない。そもそも彼は画家を志していた時期があるほどだし、最初のヒット曲「ぼくの好きな先生」のモデルは高校の美術教師だし、自身のアルバムジャケットや著書の表紙には、達者な自画像が描かれている。

中心気質者の「トラウマ」

清志郎の生の軌跡を病跡学的にみるとき、とりわけ精神科医として興味を引かれるのは、「中心気質者とトラウマ」の関係である。彼らが強いストレスやトラウマといった「後天性の偏向」を受けた場合、それはいかなる影響をもたらすのか。

この点について語るなら、彼の複雑な生い立ちは無視できないだろう。清志郎の実母は、彼がまだ三歳のときに胃癌が見つかったため、彼を弟とともに自分の姉のもとに預けた。母が亡くなったあと、弟は実父のもとに戻り、清志郎は養子として育てられる。彼は誰からも告げられることなく、小学生の頃には自分が養子であることに気づいていたという。家庭環境に問題があったわけではなかったが、清志郎の「孤独」に対する感受性は、こうした環境下で育まれたのかもしれない。

もう一つ、彼を語るうえで外すことができないのは、長い不遇時代のエピソードだ。清志郎は一九七〇年に、フォークグループRCサクセションとしてデビューし、一九七二年には「ぼくの好きな先生」をヒットさせるが、その後が続かなかった。所属する事務所のトラブルで長期間仕事を干され、飼い殺し状態におかれるなどの辛酸も舐めた。かつてはRCサクセションの前座を務めていたこともある井上陽水が、アルバム『氷の世界』でミリオンセラーを記録して一躍スターとなっていく姿を、彼らはただ横で眺めているしかなかった。当時の生活はひどく荒れたものとなり、酒やクスリの影響もあって、のちに清志郎は重い肝炎を患うことになる。

一〇年あまり続いた不遇時代の惨めな思い出は、「いい事ばかりはありゃしない」「あきれて物も言えない」「ボスしけてるぜ」「まぼろし」などの楽曲に反映されている。ほかにも不遇時代を歌った曲には、当時のRCサクセションを支えたスタッフの死を歌う「ヒッピーに捧ぐ」や、妻となる女性と、彼女の両親の反対を押し切って同棲生活を始めた日々をテーマとした「ラプソディー」など名曲が多い。

しかし、これほどの不遇時代を経てきたにもかかわらず、清志郎の基本的な佇まいは、生涯を通じてほとんど変わらなかった。

「ああ、まったくぼくは進歩というものを知らない。高校の頃と、ほとんど同じ心でこうして、ここに居る。勝手に月日だけがたって、年だけがふえている。／おかしくなってしまった。ぼくは、まったくかわいい奴だよ」「でも、それも今じゃみんなチョー消しさ。十年や二十年なんて、ゴム消しさ」[03]

これらの言葉は、トラウマの否認、ないし一種の自己鞭撻として記されているようにも読めるだろう。しかし僕には、どうしてもそうは思われないのだ。先に彼らが自己愛的に見えない、と述べたが、それは自分の受けたトラウマすらも他人事のように受けとめられる、彼ら独特の感受性によるものだろう。

なぜ彼らは傷つかないのか。本当に彼らは傷つかないのか。しかし清志郎の佇まいを見る限り、少なくともこれほど非‐精神分析的な人間はいない、という思いに駆られてしまう。分析できない、分析する意味がない、分析を必要としない、どの意味にとってくれても構わないが、これは臨床家の直感に過ぎないのであまり深入りせずにおこう。

ただ推定として言えることは、彼らの自己愛が他者からの承認以上に、みずからの「才能」という、別の他者によって支えられているということだ。みずからの才能を信ずる、という意味ではない。彼らの才能は、天空の星のように、あるいは路傍の石のように、「ただそこにあるもの」なのだ。それゆえ彼らの表現活動は、意識的な努力によってというよりも、蝶の羽化や季節の巡りのように、起こるべくして起こる〝変化〟の一つに過ぎない。

それゆえ彼らの幸福は才能によってもたらされるが、その不幸、あるいは死すらも、その才能ゆえに不可避であるようにみえてしまうことがある。その意味でメナンドロスの警句「神に愛でられしものは若くして死ぬ」は、彼らのための言葉なのかもしれない。

多くの人に愛されつつ、彼らがついに「孤独」を免れ得ないのも、彼らがみずからの才能をコントロールできないためだ。「トランジスタ・ラジオ」の青空は、その奥に真空の宇宙という深淵を秘めて暗く輝いている。清志郎はみずからが抱え込んだ「才能という孤独」を早くから自覚していたのだろう。

そう、もちろん僕らも、彼らの才能をどうすることもできない。僕らにできることは、その才能の産物を鑑賞し、愛し、感謝することだけなのだ。

おしまいに、僕の清志郎への思いを、癌で亡くなったスーザン・ソンタグにパティ・スミスが捧げた詩[04]の一節をもじって記しておこう。今はあまり聴かなくなってしまったけれど、彼は間違いなく僕の「恩人」の一人だったのだから。

それでは良い旅を。あなたのゆく新しい道にも、数え切れない歌の断片が散らばっていますように。あなたの声がすべての星々を震撼させますように。さようなら清志郎。

参考文献
[01] 連野城太郎『GOTTA! 忌野清志郎』角川文庫、一九八九年
[02] 安永浩「『中心気質』という概念について」『安永浩著作集3 方法論と臨床概念』金剛出版、一九九二年
[03] 忌野清志郎『十年ゴム消し』河出文庫、二〇〇九年
[04] スーザン・ソンタグ(木幡和枝訳)『同じ時のなかで』NTT出版、二〇〇九年

アイドルが〝解離〟するとき
「失恋記念日」

「失恋記念日」の離人感

アイドルという存在はなかなか奇妙なものだ。

いまはアイドル戦国時代だそうで、その中心に位置するのはむろんAKB48としても、そのほかにも無数のアイドルグループがシノギを削っている。僕個人はと言えば、ちょっと仕事で絡んだことのある「ももいろクローバーZ」のファンなのだが、さすがに「モノノフ」（ももクロの熱狂的ファン）となってサイリウム片手に踊るには年を取りすぎてしまった。よってもっぱら、CDとDVDの視聴で楽しんでいる。

ちなみに「ももクロ」の佇まいは、いわば「アウトサイダー・アイドル」だ。アイドルの様式にとらわれない型破りな魅力があり、ふだん「アイドルなんか知らない」という人ほどハマる傾向がある。性的アピールがほぼ皆無であることは、オジノフ（中高年モノノフ）に格好のエクスキューズを与えるだろう。つい先日も、某県某センターの所長が立派なオジノフであることを知って驚愕したばかりだ。

それはさておき。

わが国のアイドルブームは、一九七一年にデビューした南沙織に始まるとされている。その後、何度かの〝冬の時代〟を経て、いまや群雄割拠の「戦国時代」にいたるわけだが、今回取り上げるのは、アイドル史の初期を代表する一人、石野真子である。

当時のアイドル登竜門であったテレビ番組「スター誕生」出身の石野は、アイドルブームにおける先駆的存在であり、堀ちえみ、小泉今日子ら、八〇年代アイドルの多くは彼女に憧れて芸能界入りを目指したとされている。

僕の関心から特筆しておくべきは、彼女の男性ファン層だ。もともと彼女のファンだった長渕剛との結婚はアイドル引退のきっかけとなったが（DVにより二年で離婚）、ほかにもダウンタウンの浜田雅功、元歌手・元俳優の嶋大輔など、ヤンキー系芸能人に熱狂的に愛される傾向があるのだ。本来ならまず、この謎についてもしっかりと掘り下げておくべきなのだろうが、それはまた別の機会に。

それにしても、石野真子の初期シングル群は名曲揃いだ。にもかかわらず、彼女の曲がオリコン一〇位以内にチャートインしたことは一度もなかった（「ザ・ベストテン」出演経験はある）

というのは意外というか心外である。最大のヒット曲が「春ラ！ラ！ラ！」の一六位というのもいろいろな意味で不可解なことだ。活動の最盛期も、結婚でいったん芸能界を引退するまでの三年半だったことを考えるなら、彼女の存在感がいかに突出していたかがわかる。

今回取り上げるのは彼女のデビュー第三弾シングル「失恋記念日」（作詞：阿久悠、作曲：穂口雄右）である。彼女は本作で、一九七八年の「第20回輝く！日本レコード大賞新人賞」を受賞している。

恒例にしたがい、まずは歌詞をごらんいただこう。

＊Non No No Non
Non No No Non
Non No No Non
Non No No Non
今日は私の失恋記念日です

私の心をレントゲンでみたら
恋の傷あとがポッチリあるはずです
小さいけれども　とても深い傷が
胸の真中に残っているはずです

あの日はブルーのカクテル飲んで
びしょぬれ気分でロックを踊り
泣いたっけ　泣いたっけ
忘れたい　忘れない　忘れたい　忘れない

＊くりかえし

誰にも知らせることは出来ないけど
ひとりしみじみと想ってみたいのです
ハッピーエンドが夢と消えた時の
スローモーションの記憶をたどるのです

あの日はすべてがフワフワ見えて
涙も音なし花火のようで
泣いたっけ　泣いたっけ
忘れたい　忘れない　忘れたい　忘れない

＊くりかえし

この歌詞の「ほんとうの意味」は、おそらく九〇年代以降にならなければわからない。なぜか。阿久悠の歌詞は、トラウマ→解離→治癒の各段階を、このうえなくリアルに描き出しているからだ。さらに、トラウマ的な喪失体験が、しばしば「記念日反応」をもたらすことを考えるなら、このタイトルはいっそう味わい深いものとなる。

この歌詞によれば、「私」の胸には、失恋のトラウマが深い傷となって残っているとのことだ。「心をレントゲンでみ」るなどという、一見平凡なようで実に秀逸な言い回しは、まさに阿久悠ならでは。これがCTやMRIでは台無しなことは容易に理解されよう。トラウマを受けた脳をMRIでスライスしたところで、せいぜい見えるのは海馬の萎縮くらいだろう。そんな風情のないことは、われらが阿久悠は決して書かないのだ。

失恋した女の子が、やけ酒を飲んでディスコで踊る。なかなかに時代を感じさせる風景だが、まず注目すべきは「びしょぬれ気分」というフレーズ。失恋して自暴自棄になった気持ちのありようを、たった一言で簡潔に表現している。油断すれば「詩」になってしまうところを、あくまでも「歌詞」におさめようとする作家の苦労が偲ばれる一節だ。

しかし奇妙なところもある。この歌には、彼女が〝誰に〟〝どんなふうに〟失恋したのかがまったく触れられていない。〝彼〟がどんなふうにステキだったのか、どういう経緯で失恋したのか、つきあっていて別れたのか、告白して玉砕したのか、そうした描写が完全に欠落しているのである。描かれるのは失恋の事実と、それに対する少女のリアクションのみ。こういう歌は、ちょっと珍しい。

さて、この歌で精神医学的に最も重要なのは次の一節である。

ハッピーエンドが夢と消えた時の
スローモーションの記憶をたどるのです
あの日はすべてがフワフワ見えて
涙も音なし花火のようで

日本の歌謡曲史上、ストレス反応として生じた離人感をここまでリアルに切りとった歌詞はほかに存在しない（たぶん）。では離人感とは何か。専門家には釈迦に説法ながら、一般読者向けに、ごく簡単に説明しておこう。

離人感とは解離症状の一つである。解離とは、本来防衛機制の一つであって、強いストレスやトラウマからこころを防護してくれるメカニズムだ。それはいってみれば、こころの中に隔壁を作って、こころが崩れるのを防ごうとするようなものだ。ただし、壁の数や位置によって、症状の起こり方や重症度はかなり変わってくる。

解離は「抑圧」とは異なり、いっとき感覚を麻痺させたり記憶を曖昧にしたりして、つらい経験をやり過ごさせてくれる。たとえば失恋や親しい人との死別などに際して、ショックのあまり茫然となり現実感が遠のくような経験は、誰にも覚えがあるだろう。少なくとも僕はある。まったく覚えがない人は幸いなことだ。

解離症状には、さしあたり葛藤を棚上げにし、現実的な困難から逃避したり、破局的な体験を切り離したり、情緒のカタルシスティックな発散をしたりといった、さまざまな効能がある。コンサートなどでの熱狂状態やゲームへの没頭、宗教の恍惚体験とか白昼夢とか、あるいは催眠なども人工的に起こされた解離ということになる。

このうち病的な解離は、ごくおおまかに四つに分けられる。すなわち、離人症、解離性健忘（いわゆる「記憶喪失」）、解離性遁走（いわゆる「蒸発」）、そして解離性同一性障害（いわゆる「多重人格」）だ。

離人症は、かつては「現実感がないこと」と説明されていたが、最近では、ちょうど自分自身が幽体離脱して、もう一人の自分を眺めているような状態を指すことが多い。現実感がないほうは「現実感喪失」として、「外界に対する離人症」という注釈がつくようだ。さっきの隔壁のたとえで言えば、意識と感覚との間に薄い壁を作ることで生々しさを緩和し、見たくない現実から受ける苦痛をやわらげるという働きもある。

しかし本来の〝目的〟を越えて慢性化した離人感は、かえって人を苦しめる。最近はこの症状の訴えを聴く機会がずいぶん減ったように思うのだが、もともとはポピュラーな症状である。よく「膜一枚隔てたような」といった表現もされる。見えているものはいつもと変わらないのに、現実味だけがない。それがどういうわけか、たいへん強い苦痛をもたらす。慢性化すると「離人症」と呼ばれる。さすがに「失恋記念日」の解離はそこまで重くない。あくまで一過性の「離人感」にとどまる。

ショックで解離を起こし離人感に陥ると、時間の感覚も狂ってくる。「スローモーションの記憶」とはそういう状況を指している。それにしても「音なし花火」とはよく言ったもので、情景喚起力がハンパない。ちょっとベタだが、僕にはスローモーションの打ち上げ花火が無音で夜空にひろがり、ゆっくりと消えていく光景が目に浮かぶ。さらにこんな情景も。

——ちょっと内気な女子高生が友だち数人と夏祭りに出かける。そこでたまたま、ずっと片思いしていた彼が隣のクラスのギャル系女子と手をつないで仲良く歩いている姿を目撃してしまう。そう、まだ告白もしないうちに彼女の恋は終わったのだ。自棄になった彼女は居酒屋で年齢をいつわって痛飲し、ロック調にアレンジされたソーラン節を踊り狂うのだった……。

ちょっと現代に引き寄せすぎたイメージかもしれないが、歌われている情景は現代にも通ずる失恋風景である。失恋とペットロスは、他人から共感されにくい喪失体験のツートップだと思われるが、この作品はあえて喪失の対象にはまったく言及せず、彼女が感じている離人感だけに焦点化することで、失恋のつらさを共感的に描き出すことに成功している。先ほど述べた「奇妙さ」には、おそらくそうした戦略もあったのだ。

ちなみに、九〇年代以前のJポップや歌謡曲には、失意や失恋を歌った歌がおびただしく存在する。現代のヒットソングに失恋の歌がきわめて少ないのとは対照的だ。かつては悲哀に肯定的な意味があったということを考え合わせるなら、僕たちの「悲哀文化」のありようが大きく様変わりしたことと無関係ではないだろう。

「悲しみ」や「孤独」はつらい。でもそうした思いを抱えて耐えている姿は、ちょっと美しい。かつてはそうした美意識がたしかにあった。意外にも八〇年代のバブル期には、失恋をテーマとしたヒット曲がかなり多かった（例：吉川晃司など）。こうした時代にあっては、悲しむことや孤立することも自己愛の支えたり得たし、無用にスティグマ化されることもなかった。つまり、悲しみや孤立は治療の対象ではなかった。

そもそも七〇年代当時、「トラウマ」という言葉ですら、一般の人々は知らなかった。せいぜいフロイトなどを囓った好事家だけが、なかばは同好の士向けの符丁のような形で使っていただけだった。

僕の記憶が確かなら、トラウマという言葉が本当の意味で一般化したのは、九〇年代以降のことである。そう、心理学ブームから社会全体の「心理学化」が一気に進んだ、あの時代のことだ（現在の脳科学ブームは偽装した心理学ブームであろう）。

この傾向に、アメリカを席巻したプロザック・ブームがわが国ではSSRIブームとして輸入され、悲哀文化の破壊はいっそう進んだ。内気であったり内向的だったりすることまで一種の「ビョーキ」とみなされ、自己啓発という名の「治療」対象となったのである。こうした変容の延長線上に、現代の「発達障害」ブーム、「新型うつ」ブームがあると僕は考えている。

日曜日はＤ－Ｄ

さて、この歌がかなり暗いトーンであったことを受け、次はめいっぱい明るい歌をというコンセプトで制作されたのが、第四作目のシングル「日曜日はストレンジャー」だ。個人的な見解としては、本作は石野真子の全楽曲中最も素晴らしい。いや、アイドル歌謡史上に燦然と輝く至宝であるとすら考えられる。石野真子の楽曲中では、比較的地味でマイナーな位置づけの本作だが、聞き込むほどに味わいを増すスルメ曲だ。

石野ファンにはよく知られた話だが、この曲のイントロはフォー・トップスの「セイム・オールド・ソング」からの〝引用〟である。こういうちょっとした引用は、日本の歌謡曲では珍しいことではないが、天才職人・筒美京平のアレンジによって、あろうことか原曲を越えてしまった。

かの伝説のインディーズ雑誌『よい子の歌謡曲』が石野真子特集を組んだ際、本作について「原曲を上回るスピード感」と評していたが、わが意を得たりと思わず膝を打ったものだ。

閑話休題、なんと本作のテーマは、またしても「解離」である。

本書で歌詞の引用が許されるのは一章につき一曲だけなので、ここは概略のみ記しておこう。うぶな天使よりも悪魔のほうが魅力があると夢想する少女は、せめてブルーの月が輝く日曜の夜、心身ともに妖しい魅力を放つ悪魔的な女の仮面をつけてあなたと踊りたい、と願う。とまあ、そういうような主旨の歌詞である。こちらも阿久悠作詞。ハイヒールうんぬんのくだりは、デビュー曲「狼なんか怖くない」からの自己引用だ。

おわかりのとおり、こちらの歌は解離性同一性障害（ＤＩＤ＝多重人格）を扱っている。日曜の夜に自分ではない自分が現れるという現象は、ＤＩＤの交代人格がしばしば日時を指定して出現する現象と一致している。

あるいは交代人格の仮面をつけることを許容するかのような歌詞は、解離現象が完全に不随意なものとは限らず、主人格が交代を無意識に許容するからこそ起こる、という本質的な指摘にまで届いている。それゆえある種の治療場面では、「解離することを認めない、許さない」という方針もあるやに聞くが、僕自身はそうした対応も時に治療的であり得ると考えている。

そんなものは無駄な深読みだ、単に少女の幼い変身願望ではないか、と考えるあなたは読みが甘い。問題はやはり歌詞にある。

この歌の少女は、「あなた」のこころに何か大きな秘密があることに気づいている。彼女が悪魔になりたいと願うのは、その秘密を「あなた」に開示させるためなのだ。

普通に考えればおかしな話で、本来ならばホンネを言わせようと思うなら優しく受容的に傾聴する、というのが筋である。彼女がそのようにしないのは、「あなた」の秘密もまた解離の箱の中にあると気づいているからだ。そうした謎を解くには、正攻法では難しい。

全生活史健忘や解離性同一性障害の治療に際しては、しばしば催眠が用いられる。つまり解離の治療は解離によってなされなければならない。この少女もそのことにうすうす気づいている。「あなた」のこころの解離された謎を解き明かすには、自分もまた解離を操れる〝悪魔〟

に身をやつす必要があるのだ、ということに。

「匿名性」と解離

ところで、この歌の作曲者である筒美京平の作風についても、ここで少しだけ触れておこう。ヒットメーカーとしてその名はつとに有名だが、その作品歴は質量ともに他を圧している。一九六〇年代から二〇〇〇年代にかけてオリコンチャート一位の曲を量産し、歌謡曲からグループサウンズ、ニューミュージックからアイドル歌謡まで、幅広く名曲を提供してきた。日本の作曲家別シングル総売上枚数は小室哲哉や織田哲郎を抜いて一位、レコード大賞受賞歴は実に一〇回を数える。以上は「量」の部分。

「質」に関しては、代表的なヒット曲を並べれば十分だろう。いしだあゆみ「ブルーライト・ヨコハマ」（一九六八）、南沙織「17才」（一九七一）、平山三紀「真夏の出来事」（一九七一）、尾崎紀世彦「また逢う日まで」（一九七一）、坂本スミ子「夜が明けて」（一九七一）、浅田美代子「赤い風船」（一九七三）、太田裕美「木綿のハンカチーフ」（一九七五）、ジュディ・オング「魅せられて」（一九七九）、小泉今日子「ヤマトナデシコ七変化」（一九八四）、NOKKO「人魚」（一九九四）……日本人なら全曲、若い世代でも数曲は耳にした記憶があるだろう。

歌謡曲ばかりではない。アニソンでは「おれは怪物くんだ」と「サザエさん」主題歌、ゲームでは「いただきストリート」などを手がけている。

単にヒット曲が多い、というばかりではない。ここに列挙したのは、すべてその歌手にとっては名刺代わりとなるような代表曲ばかりだ。どれか一曲だけでも歌謡曲史にその名を刻むに値する歌が、なにゆえたった一人の作家によって量産され続けたのか。作曲者名を冠したCD－BOXやトリビュートが制作されるのも、筒美がいかに業界内でリスペクトされてきたかの証であろう。

　手がけてきた楽曲のレンジの広さもすさまじい。ありていに言えば時代に後押しされた感もある小室哲哉や織田哲郎らの活躍は、その個性ゆえに一時代を築いたが、個性ゆえに一時代にとどまったともいえる。

　これに対して筒美の凄さは、作曲において徹底して「匿名性」を狙い、それが完璧に成功している点である。彼の作った楽曲は、相当聞き込んでもその手癖のようなものがまったく見えてこない。たとえば吉田拓郎や中島みゆきの楽曲は、誰が歌っても吉田節、中島節となる。吉田が作曲した「狼なんか怖くない」など典型的だ。もちろん、それが悪いというわけではないのだが、不思議なことに「筒美節」はほぼ存在しないのである。

　なぜそんなことが可能だったのだろうか。

　いささか強引と思われるかもしれないが、僕はここにも「解離」の身振りが関係してくるとにらんでいる。どういうことだろうか。

　僕はかつて、村上春樹作品がしばしば解離をモチーフとすることを論じた際、「すべての解離現象は『固有名』への抵抗であり、『このもの性』の回避として組織される」という結論に到達した[01]。

「離人症」あるいは「現実感喪失」とは、自己イメージないし外界イメージから「このもの性」を奪って匿名化することにほかならない。「全生活史健忘」においては、記憶のこのもの性、自己所属感、あるいはまさに固有の記憶そのものが剥奪され、残されるのは匿名の意味記憶のみとなる。そして「解離性同一性障害」においては、名前の固有性が失われてしまう。交代人格の名前は、記述可能なキャラクターの、せいぜい「愛称」に過ぎない。彼らが姓、すなわち「父の名」をもたないことがその傍証である。

固有性やこのもの性が回避されるのは、まさに固有の唯一の主体がトラウマによって損なわれることを防ぐためだろう。あらゆる体験は、匿名化（一般化）されることで衝撃度が緩和されうる。それは外傷という圧倒的体験と向き合うにあたり、主体が「解離」を選択するのは当然のことだ。

筒美京平の作風は、歌手ごとにまったく異なる。石野真子の曲「私の首領」を作曲者の吉田拓郎が歌ってもまったく違和感はないが、もし「ブルーライト・ヨコハマ」を石野真子が歌ったら（それはそれで面白そうだが）、まったく印象が変わってしまうだろう。

おそらく筒美は、歌手のイメージに合わせて、あたかも交代人格を切り替えるかのように、作曲のモードを変えているのではないか。その結果、筒美個人の作曲者としての固有性は、限りなく希薄化していったのではないか。彼の天才的な楽曲の量産ぶりの背景には、そうした「解離」モードの活用があったように思われてならない。

紙幅の関係で触れられなかったが、「日曜日はストレンジャー」の次のシングル、同じく筒美京平作曲の「プリティー・プリティー」も、すぐれて解離的な名曲である。少年少女カップルの会話を歌にしたとも理解されるが、僕には交代人格同士のやりとりに見えてしまうのだ。僕は本作をもって、石野真子の「解離三部作」と密かに呼んでいる。

それではアイドルが解離を歌うことに、どのような意味があったのだろうか。本論の主旨ではないので詳しくは触れなかったが、芸能界引退後の石野真子が歩んだそれなりに過酷な人生を思うとき、デビュー直後の「解離三部作」は、あたかもトラウマの先取りのように見えてしまう。

さすがにそれは牽強付会が過ぎるという意見は甘んじて受けよう。しかし石野が、いまもなお匿名的なまでに象徴化された「アイドル」の輝きを維持していることを考えるとき、僕の思いがどうしてもこの「解離三部作」に向かってしまうのは、いまさら仕方のないことなのだ。

参考文献

［01］斎藤環『解離のポップ・スキル』勁草書房、二〇〇四年

斎藤環

「無敵」のロックンロール！「友達なんていらない死ね」

「無敵の人」

いわゆる「黒子のバスケ脅迫事件」で逮捕され、威力業務妨害罪に問われた渡邊博史被告の公判が二〇一四年七月一八日に東京地裁であり、検察側はこの犯罪に対する法定刑の上限である懲役四年六月を求刑した。九月一日付で東京高裁に控訴したものの九月二九日に取り下げ、判決が確定した。

この公判で渡邊被告は二度にわたり意見陳述をしている。三月の初公判における冒頭意見陳述と、今回の最終意見陳述である。裁判では時間的制約もあり口頭での陳述は一部にとどまったが、全文がネット上に公開されている。

控え目にみても渡邊被告にはある種の文才があり、二つの文章は、被告自身の犯行に対する認識の変化も反映されて、きわめて興味深いものとなっている。ここでは彼の文章にしばしば現れる「無敵の人」という言葉に注目しよう。

無敵の人とは誰か。それは世間一般で言うところの「勝ち組」でも強者でもない。スクールカーストで言えば最下層、社会においては底辺層の若者を指すネットスラングである。渡邊被告自身の解説を見てみよう。

「自分のように人間関係も社会的地位もなく、失うものが何もないから罪を犯すことに心理的抵抗のない人間を『無敵の人』とネットスラングでは表現します。これからの日本社会はこの『無敵の人』が増えこそすれ減りはしません」

冒頭意見陳述の内容が報じられるや、この「無敵の人」という言葉は一気に広がった。多くの若者が、強い共感とともにこの言葉を繰り返し引用したためである。むろんある程度は予想していたのだが、ここまで広く受け入れられるとは迂闊にも予測できなかった。

実は最終意見陳述書を注意深く読めば、渡邊被告は「無敵の人」という表現を不適切だったかもしれないと後悔していることがわかる。誤解を招きやすい表現によって、彼が想定していなかった層の共感までも呼んでしまったということもある。実際この言葉は、渡邊被告の背負っている問題のありかを誤解させてしまいかねないものだった。

ただし本章は、「黒子のバスケ脅迫事件」の論考ではない。この問題については、いずれ別の場所で述べることとして、本題に入ろう。

「無敵」のロックンロール！
「友達なんていらない死ね」

斎藤 環

ロックンロールは鳴り止まないっ

今回取り上げる一曲は、神聖かまってちゃんの名曲「友達なんていらない死ね」だ。なにかもう吹っ切れたような無茶なタイトルには思わず微笑がこぼれるが、かまってちゃんの楽曲やアルバムには、こんなタイトルが結構ある。「友だちを殺してまで。」とか「死にたい季節」とか。あと、ひたすら「死ね○○（誰かの名字）」と繰り返すだけの歌（「夕方のピアノ」）もある。いわゆる中二病ではない。むしろネットカルチャーのダークサイドを煮詰めた煮こごりのような場所から生まれたバンドなのだ。

とりあえずはバンドの素性を簡単に記しておく。バンドの中心はボーカルとギターを担当する「の子」で、ほかに彼の幼なじみであるキーボード担当の「ｍｏｎｏ」、ｍｏｎｏの友人でベース担当の「ちばぎん」、の子にネットで誘われて加入した紅一点のドラマー「みさこ」がいる。

ネット世代のバンドらしく、掲示板での宣伝活動や、自宅でのトークや路上ゲリラライブなどの生配信、自作ビデオクリップの公開などの手法を駆使して注目された。彼らがブレイクするきっかけとしては、名曲「ロックンロールは鳴り止まないっ」の存在が大きい。実際、これが真の意味のキラーチューンであることは、かまってちゃん嫌いのリスナーでも認めざるを得ないだろう。

「ビートルズ」と（ロックを殺した）「セックス・ピストルズ」が平然と「ロックンロール」と

して並べられるあたり、世代的には違和感があるが、これが今の二〇代の感覚というものなのだろう。それよりも衝撃的だったのは「駅前TSUTAYAさんで」というフレーズで、ロックの歌詞にCDレンタル屋の名前が出てくる矛盾というか無邪気さというか、しかもごていねいに「さん」づけだ。

しかしまあ、そんなことはどうでもいい。この楽曲は、僕が五〇歳を過ぎてもロックを聴き続けることの必然性を確信させてくれた。とりわけ曲の後半、ほとんど唐突に始まる「の子」のシャウト唱法が素晴らしい。まるで「ツイスト・アンド・シャウト」のジョンの声だ。前半があえてたどたどしい、甘えたような歌声だっただけに、強烈な対比効果がある。ロックボーカルには技術的な評価軸に加えて、「そもそも声がロックかどうか」という基準が個人的にはあるのだが、彼のシャウトは紛れもなくロックだった。ではロックとは何だろうか。

ロックとは絆の切断だ。生温かいしがらみを振り切りながら、たった一人で夜空を横切り、鋭利な問いの群れで星々を震撼させることだ（パティ・スミスより一部引用）。もちろん個人的定義ではある。しかし、この歌の評価は世代を超えて拡がり、かまってちゃんの存在は音楽業界のみならず、町山智浩、坂本龍一、中森明夫らによって高く評価されるようになっていった。

「の子」は「無敵」か？

冒頭に「黒子のバスケ脅迫事件」をもってきたのには理由がある。僕には「の子」もまた、かつて「無敵の人」であり、いまなおあまたの「無敵の人」に向けて歌っているように思われてならないのだ。

公表されている情報によれば、「の子」は小学校から中学校にかけていじめ被害を受け、高校時に母親と死別、高校中退後にニートやフリーター生活を繰り返しながら音楽活動を続けていた。いじめによるものかどうかは不明だが、精神科への通院歴があり、服薬も続けているとのことだ。

通院歴や診断についてはともかく、このいじめ被害は、「の子」の人格形成や表現の内容に大きな影響をもたらしているように思われる。

彼の配信内容を引用したブログの記事によれば、いじめの内容について、「の子」はかつて次のように語ったという。

「成人式なんか行きたくなりません。俺の知ってる〝××〟がいたらマジで憎悪が一気に沸騰して、やってしまいそうになるんで」「小学校の中ごろから中学校時代までなんだけど、トイレに押し込められて上からバケツ水バシャ。〝出てこいコラ〟って俺の顔を上履きで踏みつけて。結構鮮烈に覚えてるから。××だけじゃないんだけどね」「××は俺の人生変えたからね。根こそぎ変えてくれたからね。〝大島宇宙人〟という初めてくれたあだ名」「金せびり金せびりで、いくら渡したか分かんねーよ。『キングオブファイターズ』とかゲーセンやるたびに金渡すんだけど、いくら渡したか忘れた。脅されたからね。小・中に起こるいじめほど地獄はないよ」（筆者注：「××」は個人名なので伏せ字とした）

ここに引用した内容が事実なら、彼は小中学校時代に、暴力を伴う激しいいじめ体験を経てきていることになる。かまってちゃんの楽曲に、いじめのシーンを彷彿とさせるものが多いのはそのためだろう。ぱっと思いつく限りでも「学校に行きたくない」「ぺんてる」「ゆーれいみマン」「りぼん」「神様それではひどいなり」「たけだくん」などがある。ほかにも、いじめそのものを扱っていなくても、教室内で孤立している生徒の気持ちに焦点を当てた歌は少なくない。

スクールカースト

先ほども述べたとおり、今回取り上げる楽曲は「友達なんていらない死ね」である。まずは例によって、歌詞を見ていただこう。

ショットガンであいつの頭ぶちぬいて
シチューで食べたいやつがいる
お友達ごっこしなくちゃいけないいな
クラスのルールを守ったら

午後二時　精神科

家族連れの君もいる
待合室ではね
お互いまっ白ね

＊えっまじ⁉
そんなセリフが言えたとき
お友達ってやつがいるのかな
えっまじ⁉
そんなセリフが言えたとき　お友達ってやつがいるのかいるのか
えっまじ⁉
そんなセリフが言えたとき
お友達ってやつがいるのかな
えっまじ⁉
そんなセリフが言えたとき　お友達ってやつがいるのかいるのか

ちょっと最近様子がおかしいみたいだ
どーすればいいかわかりません
お友達なんていらないのあたし

斎藤環
「無敵」のロックンロール！
「友達なんていらない死ね」

クラスのみんなが気持ち悪い

午後二時　精神科
家族連れの君もいる
待合室ではね
お互いまっ白ね

＊くりかえし

淡々と
タンタンタンタンタンタンタンタン
タンバリンを一応鳴らして
一応生きてる
淡々と
タンタンタンタンタンタン
タンバリンで首を吊っちゃった君もいたんだよ

午後二時　精神科

家族と車で行く
車の窓を開けて
「秋の空がとても綺麗だ。」

＊くりかえし

淡々と
タンタンタンタンタンタンタン
タンバリンを一応鳴らして
一応生きてる
淡々と
タンタンタンタンタンタン
タンバリンで首を吊っちゃった君は死んだんだ
タンタンタンタンタンタンタン
タンバリンを一応鳴らして
一応生きてる
淡々と
タンタンタンタンタンタンタン

タンバリンで首を吊っちゃった君は死んじゃったんだ

それにしてもいきなり「ショットガンであいつの頭ぶちぬいて／シチューで食べたいやつがいる」である。「あいつ」とは「夕方のピアノ」に登場する「××」君のことだろうか。いずれにせよいじめっ子を指すには違いない。何気ない表現だが単に「殺す」だけでは飽き足らず、カニバリズムにまで及んでいる。単に表現上の勢いなのかもしれないが、ここにはいじめ加害者に対する両価的な思いがみてとれるように思う。

「タンバリンで首を吊る」という表現は一見わかりにくいが、彼らのライブ映像を見ればその意味がわかる。「の子」はしばしば、タンバリンを首にかけて歌っているのだ。ロープの先にタンバリンがぶら下がっていれば、首を吊るにはうってつけの道具になるというわけだ。

いじめによってクラス内で孤立した結果、「君」は精神科に通うはめになる。「君」とはもちろん歌の主体を指している。だから歌のラストで「タンバリンで首を吊る」のもこの主体だ。この歌には一人称が「あたし」以外出てこないが、これは主語にみえない。むしろいじめられているキャラの独り言を代弁しているように読めてしまう。

さて、いよいよこの曲のサビだ。

「えっまじ!?／そんなセリフが言えたとき　お友達ってやつがいるのかいるのか／えっまじ!?まじ!?うっそでしょ!?／休み時間によくある景色」

クラスで孤立している生徒にとって、休憩時間は地獄である。話し相手がいないため、どう過ごしていいかわからないからだ。トイレに行ってごまかそうとするが、戻ると自分の席がほかの生徒に占拠されていたりするので、そうそうトイレばかりも行っていられない。仕方なくやりすごすために寝たふりをするが、机に伏せすぎて腕が痺れたりする。移動中はイヤホンつけっぱなしで、カバーをつけた同じ文庫本を何回りも読んでいたりする。

これが大学生になると、昼食時に一緒に食べる相手がいない（＝孤立している）ことを知られたくないがために、トイレの個室でパンを食べていたりする。いわゆる「便所飯」、精神医学的には（笑）「ランチメイト症候群」なる名称があったりするが、どの程度実体があるかは定かではない。ただ、全国の大学の学食で一人用席、通称「ぼっち席」が設置されて好評、といったニュースを知ると、まんざら都市伝説というわけでもなさそうだ。

「君」が机に突っ伏して寝たふりをしていると、ほかの連中が「えっまじ⁉まじ⁉うっそでしょ⁉」などとたわいもない噂話で騒いでいる。くだらない、馬鹿じゃん、などと思いつつも、「君」はどうしてもその声を無視できない。あんなふうに一緒に騒げる仲間がいたらな……とふと考えていたりする。あいつらだってどうせ空気を読んで「お友達ごっこ」しているだけなんだと思いながらも、その気持ち悪い「お友達」ってやつが羨ましくてたまらない。そんな自分の矛盾にまた腹が立つ……そんな思いが堂々めぐりで、とても「寝たふり」どころではない。

ここでもう一点、歌詞で注目すべき点を挙げておくと、「クラスのルール」という言葉がさりげなく挿入されている。これはもちろん、明文化された校則のようなものではまったくない。おそらくこの言葉には、中学・高校でしばしば指摘される「スクールカースト」が含意されている。

「スクールカースト」、すなわち教室内身分制。これは、主に中学・高校の生徒間におけるヒエラルキーを指す言葉である。カースト上位者は、一般にコミュニカティブで友人が多く、クラスにおける決定権を独占している。カースト下位者はこの逆で、コミュニケーションが不得手で友人も少なく、教室内では実質的な決定権をもっていない。これらの階層はしばしば固定されがちで、階層間の交流は乏しいとされる。

では、何が「上位-下位」を決定づけるか。驚くべきことに、その基準は「コミュ力」一択なのである。若い世代の対人評価は、ほとんど「コミュ力」に一元化しているのではないかと言いたくなるほどだ。僕があえて「コミュ力」というスラングで記している理由は、この能力が平たく言えば「空気を読み、笑いをとり、他人をいじれる能力」しか意味していないためだ。つまり通常の意味での「コミュニケーション・スキル」とは別次元の能力なのである。上位層が、成績やリーダーシップなどとは無関係に、(マイルド)ヤンキー的な生徒に占められる理由もこのためである。

スクールカーストが問題なのは、まず第一に、この構造がいじめの温床となり、いじめ関係が固定されやすくなることだ。あろうことか担任教師までもがクラス管理の効率化のためにカーストを利用する場合もあると聞く。こうした教師は、カースト下位の生徒にとって、教師の姿勢がどれほど「大人への絶望」につながるかを想像してみたことがあるのだろうか。

生徒間に定着した「コミュ力偏重」は、若い世代の「承認依存」と表裏一体の問題である

[01]。みずからの実存を他者からの承認に全面的に依存するとき、コミュ力の低い、もしくは低いと思い込んでいる生徒は、承認リソースがきわめて乏しいという意味でも弱者となる。「コミュ力が低くても承認される」という回路がありえない（と思われている）ため、彼らの絶望はほとんどトラウマ的なレベルにいたってしまう。実際のいじめ被害を受けなくても、一度でも「カースト下位」を経験したものは、成人して以降もなかなかその経験を克服できない。どれほど成功体験を重ねても、いつなんどき、またあの地獄に落ちるのかという理不尽な恐怖が続くのである。これはカースト下位に落ち込むのも、そこから脱出することも、かなりの程度偶然に左右されるところが大きいためではないかと推測される。

いじめ後遺症

ながながと「スクールカースト」の説明をしてきたが、おそらく「の子」にこうした解釈を伝えたところで、「全然わかってない」「そんな共感いらない」と言われるのがオチだろう。なぜか。おそらく「の子」の叫びは、単なる「ぼっち」とか「カースト下位」といったポジションとは別のところから発せられているからだ。

結論から言おう。「の子」の歌詞には、小学校と中学校で経験した、凄惨ないじめ被害の体験が陰を落としているように思われる。本書の読者には「そんな昔のことで」といった定型文的感想をもらす人はいないと信ずるが、学生時代のいじめ被害は、しばしば生涯にわたる影響、それも「後遺症」と形容したくなるような負の影響をもたらすのだ。そうした経験をした生徒の多くがひきこもってしまいなかなか声をあげないため、彼らの存在はまだ十分に認識されていない。しかし僕が、それとは知らずにひきこもりの臨床にかかわる中で、最も驚かされたことの一つが「いじめPTSD」事例の多さだった。

重篤な事例では、いじめ被害から一〇年以上を経ていても、再体験（いじめられる悪夢、いじめシーンのフラッシュバック）、回避（ひきこもり、学生集団への恐怖）、過覚醒（不眠、易刺激性）などの症状がみられる。易刺激性はしばしば他者への攻撃性や家庭内暴力をもたらし、著しく低下した自己価値感情は自傷、希死念慮、自殺企図につながりやすい。中井久夫は加害者の声が聞こえるという症状を幻聴と区別して「聴覚性フラッシュバック」と呼んだが、僕がこの症状を初めて診たのも、いじめPTSDの事例においてだった[02]。

いじめによるPTSDの研究では、いじめ被害体験がDSMにおける出来事基準を満たしているかどうかがしばしば問題とされる。これは「実際にまたは危うく死ぬまたは重症を負うような出来事を、一度または数度、あるいは自分または他人の身体の保全に迫る危険を、その人が体験し、目撃し、または直面した」というものであり、これに一致するいじめ被害は、かなり深刻な身体的暴力を伴ういじめに限定されることになる。

PTSDの診断は、補償や裁判などのさまざまな法的問題に直結する可能性があるだけに、過剰な拡大解釈やこの概念の濫用が好ましくないのは言うまでもない。しかし一方で、この基準の〝狭さ〟や〝厳密さ〟が、いじめ被害がもたらす深刻な影響の認識を遅らせることも避けなければならない。

トラウマ基準の解釈に際しては、被害者本人の主観的体験、すなわち精神分析で言うところの「心的現実」に即した柔軟な解釈を必ずしも排除する必要はないと僕は考えている。

いじめとPTSDの関係については、多くはないもののいくつかの先行研究がある。とりわけ注目されるのは、学生時代のいじめ体験が、成人後にも影響を及ぼすことを検証した研究だ。アリソンらは、オーストラリア南部の成人二八三三例に面接調査を行い、学生時代のいじめ被害体験が、成人して以降の健康水準を心身ともに著しく悪化させると報告している[03]。また、クリスティーンらは、アメリカとカナダの大学生一二一七名を対象とした調査で、子ども時代のいじめが現在のPTSDをもたらしているという調査結果を報告している[04]。

実はこの分野においては、つい最近、画期的な研究成果[05]が発表された。イギリスのキングスカレッジの研究者らが、いじめ被害の五〇年間にわたる長期的な影響をコホート研究としてまとめたものである。筆頭著者は精神科医の滝沢龍氏で、この成果はAmerican Journal of Psychiatryに掲載され、日本人著者のかかわった論文の掲載は快挙であるはずが、意外なほど話題になっていない。

概要をかいつまんで紹介しておく。イギリスには遺伝学分野ではつとに名高い一九五八年出生コホートという均質な集団があり、さまざまな研究分野に寄与しているが、本研究もこのコホートに関する研究である。このコホートのうち、七歳から一一歳までの間にいじめ被害を経験した（と両親から申告のあった）事例七七七一名に対して追跡調査がなされた。その結果、子ども時代に頻回にいじめ被害にあうと、その後四〇年あまりを経ても、社会的、経済的あるいは健康面においても高いリスクを抱えることがわかった。メンタルヘルスに関しては、被害を受けなかった群に比べ、うつ病のオッズ比が一・九五、不安障害のオッズ比が一・六五、自殺傾向が二・二一という結果となった。いじめ被害の経験は、社交関係の欠如、経済的困難、五〇歳の時点での生活満足度の低さなどに関連していた。

本研究の成果は、その規模と信頼性という点でフラミンガムスタディに匹敵する。つまり「高コレステロール値は狭心症のリスクを高める」ことと同程度の確実さで、「小学生で経験したいじめ被害は、成人のメンタルヘルスにおいても重大なリスクファクターとなる」ことが実証されたのだ。

「無敵」と「生配信」

以上の研究成果をふまえて考えるなら、「の子」の歌う世界に過去のいじめ被害体験が拭いがたい陰を落としていることは、もはや指摘するまでもないだろう。彼が生配信してきた、痛々しくも攻撃的なパフォーマンスも、この点から理解することは決して不可能ではない。

ただし彼らの歌は、必ずしもいじめ被害者の共感のみを集めたわけではなかった。むしろ友人関係や異性関係に恵まれない、いわゆる「非リア充」の共感を多く集めた。少なくとも彼らの人気が、ネット配信を主軸として、そうした人気に支えられていることは確かだろう。

ただし、支持層が冒頭で触れた「無敵の人」かと言えば、必ずしもそうではないかもしれない。「孤立」や「ぼっち」を経験した人間は、「無敵の人」というキーワードに反応するが、彼らが必ずしも「無敵」とは限らないからだ。無敵とは「失うものがないこと」を意味するが、ほとんどの自称「無敵の人」にも、幸いなことに家族がおり、数少ないながらも友人がいる。もちろん「の子」にも家族がいるし、バンド仲間もいた。にもかかわらず彼に「無敵」の自意識があったとすれば、それはいじめ被害体験にもとづく徹底的な人間不信によってもたらされたのではなかったか。

それゆえ「の子」が、ネットの生配信にたどり着いたのは偶然とは思えない。僕の知る限り、ネット上のやりとりがリアルな承認に近い効果を与えてくれるほとんど唯一の手段が、この「生配信」なのである。ＰＣ画面上でなされる自己開示に、さまざまなコメント字幕が重ねられる。もちろん批判的なものも多いが、奇妙なことにあの空間では、「死ね」というコメントですらある種の「承認」のレスポンスとして受け入れられる。配信が中毒性をもつのはこのためだろう。彼らにとって一番恐ろしいのは「過疎」(コメントがなくなること)なのだ。

だからこそと言うべきか、かまってちゃんがカルト的な人気を博し、ライブのチケットが即日完売するほどになって以降も、彼らは生配信をやめていない。これが果たして「中毒」なのか「自己治療」なのかを論ずる余地はもはやないが、少なくとも次のことは言えるだろう。「の子」の歌詞は、かつての絶望、自暴自棄的なものから、「仲間を探したい」や最新作「ズッ友」のように、ゆっくりと関係性を志向するものへと変わりつつある。

僕の知る限り、いじめのトラウマが自然に癒えることがあるとすれば、それはより強い信頼関係、より親密で安定した関係性によって人間関係が「上書き」された場合だ。いつか「の子」にもそのような契機が訪れることを祈らずにはいられない。少なくとも僕は、それで彼が幸福になってしまうことを「裏切り」と言って憚らないような、浅いファンではないつもりだ。

参考文献

[01] 斎藤環『承認をめぐる病』日本評論社、二〇一三年

[02] 斎藤環「いじめ被害とPTSD」『精神科治療学』二九巻、六三三-六三八頁、二〇一四年

[03] Allison, S., Roeger, L., Reinfeld-Kirkman, N. et al.: Does school bullying affect adult health? Population survey of health-related quality of life and past victimization. Aust N Z J Psychiatry 43: 1163-1470, 2009.

[04] Christine, A., Ian, C.: School victimization and bullying experiences: cross–national comparisons between Canada and the United States. Currents: New Scholarship in the Human Services 8: 1-22, 2009.

[05] Takizawa, R., Maughan, B., Arseneault, L.: Adult health outcomes of childhood bullying victimization: evidence from a five–decade longitudinal British birth cohort. Am J Psychiatry 171: 777-784, 2014.

松本俊彦

MATSUMOTO, Toshihiko

松本俊彦

薬物依存のことを隠さないで「ステップUP↑」

はじめに

本書のもとになったリレー連載の企画が持ちあがったときから、私の脳裏には岡村靖幸（以下、「岡村ちゃん」という愛称で呼ぶことをご容赦願いたい）について書きたいということがあった。もちろん、薬物依存症を論じるためである。

岡村ちゃん自身や彼のマネジメント事務所からすれば、これほど嫌な話はあるまい。服役して社会的責任を果たした以上、もうなかったことにしたい話題、すべての国民の脳に対して削除依頼を出したい話題であろう。しかし誓っていうが、私には彼を誹謗中傷する意図などさらさらない。それどころか、私は、四半世紀近くに及ぶ岡村ちゃんのファンであり、彼のことを掛け値なしの天才だと確信している。

　本当は岡村ちゃんにもっと薬物のことを語ってほしいのだ。わが国では、薬物依存症は健康問題ではなく、恥ずべき道徳問題もしくは犯罪とされており、治療よりも反省や贖罪が求められる。したがって、アーティストが違法薬物に手を出すことのリスクは大きく、万一逮捕でもされれば、その顛末は芸能界から姿を消して最初から存在しなかったかのごとく扱われるか、さもなければ、国民の記憶が薄まるまでは活動を自粛し、活動再開後は徹底して封印し続けるしかない。

　しかし私は、薬物をやめることに成功したアーティストにはそのことを大きな声で語ってほしい、できれば「薬物依存症は病気であり、その病気からの回復は可能」と主張してほしいと考えている。なぜなら、薬物に耽溺しながらやめようとしない人の多くが、実は「どうせやめられないだろう」という諦めのなかにいるものだ。だから、薬物を断つことに成功した人のメッセージは、薬物依存に悩む本人や家族にとって、計り知れないほど大きな励ましと希望になる。そして、もしもできることならば、かのエリック・クラプトンのように私財を投じて、薬物依存症治療施設を開設してほしい……。

　おっと、妄想はこれくらいにしておこう。とにかく、岡村ちゃんの話だ。

岡村ちゃん登場！

私が岡村ちゃんと初めて出会ったのは、一九九〇年、学生時代のことであった。岡村ちゃんは、レンタルCDショップの宣伝用の大画面モニターのなかにいた。たしかそれは、発売されたばかりのアルバム『家庭教師』のなかの一曲、「どぉなっちゃってんだよ」のPVだったような気がする。

第一印象は悪かった。とにかく、彼のビジュアルにどん引きした。そのPVのなかで、岡村ちゃんは、「ベルばら風」に縦巻きロールした髪型に、サテン生地のシャツの胸をはだけ、媚びるように流し目をしながら、踊り、シャウトを繰り返していた。「和製プリンス」というキャッチコピーだったが、正直、私には「コロッケ」あたりのグロテスクなモノマネにしか見えなかった。それにもかかわらず、なぜかその日、私は岡村ちゃんのCDをレンタルしたのだ。そのあたりの心境は自分でもうまく説明できないが、何か琴線に触れるものがあったのだろうか。ともあれ、私はたちまち彼に夢中になってしまった。

とにかく歌詞がすごかった。厚顔無恥なナルシシズムと変態スレスレの純愛妄想の詰まった言葉が、「それって岡村ちゃんじゃなきゃ歌えないでしょ」という限界ぎりぎりの窮屈な符割りで曲に乗せられている。そんな歌詞を、岡村ちゃんがパワフルかつ自在な声で歌いあげると、強烈なインパクトのあるソウル＆ファンクとなって響き、「そこまでいうか!?」という、なんともいえない痛快感を体験させてくれるのだ。

岡村ちゃんのデビューまでの軌跡は、文字どおりのサクセスストーリーである。中学時代より作曲を開始し、高校在籍中にレコード会社にデモテープを売り込んだところ、弱冠一九歳にして渡辺美里や吉川晃司に楽曲を提供するソングライターとして抜擢された。さらに、渡辺美里のレコーディングにコーラスとして参加している際に、たまたま空き時間にダンスを踊っていたところ（おそらくライブでみせるあの奇妙な「創作ダンス」だったのだろう）、プロデューサーから「輝いてる」と見初められ、みずからも歌手としてデビューすることになったという。

そこから先は破竹の勢いである。八六年にシングル「アウト・オブ・ブルー」でデビューすると、八七年、八八年、八九年と毎年のようにアルバムをリリースしている。いずれのアルバムでも、作詞曲・編曲・演奏のすべてを自身でこなし、ＰＶやライブでは自作のダンスまで披露するという、実に多彩な才能を見せつけた。

そして九〇年、岡村ちゃんは満を持して四枚目のアルバム『家庭教師』をリリースした。このアルバムは間違いなく岡村ちゃんの最高傑作である。収載されている九曲に捨て曲はなく、まるでベストアルバムのような完成度である。歌詞にみられる露出症的な変態性はますます突出し、複雑だがキャッチーな音作りは、彼の才能がパフォーマーとしてだけでなく、プロデューサーとしても優れていることを示していた。

実際、本章執筆中にAmazonのサイトでこのアルバムの評価を確認してみたところ、発売から二二年を経過した、軽く「ふた昔」前の作品にもかかわらず、二八あるレビューのすべてが五つ星の評価という状況である。Amazonでも、ここまでの大絶賛はめったにない。

沈黙と逮捕

しかし、このアルバム以降、岡村ちゃんは突然失速した。待てども暮らせども新曲は発表されなかった。当初、私を含めたファンの多くは、「前作があれだけの完成度の作品だっただけに、次作に時間がかかるのは当然だよね」と、わりあい鷹揚に構えていた。それにまったく活動していないわけでもなかった。九二年には全国ツアーを敢行し、九五年には、長い時間がかかった末にアルバムをリリースし、他のアーティストのプロデュースも手がけていた。だが、九六年以降になると、そうした動きさえもなくなり、完全な沈黙となった。

この沈黙の理由については、ファンのあいだでもさまざまな憶測がなされていた。ファンの多くは、「楽曲制作に対する完璧主義が病的な水準にまで昂じ、なかなか完成できないでいる」と確信していたが、一部で「うつ病になってしまっているらしい」「太ってしまって、人前に出ることができない状況」など、真偽不明の情報も飛び交っていた。

ふつうのアーティストであれば、これで完全に忘れ去られたはずである。しかし、岡村ちゃんの場合は違った。私を含めたファンは新作を待ち続け、音楽雑誌にもときどき「岡村靖幸待望論」のような記事が掲載された。若手アーティストのなかには、リスペクトするアーティストとして岡村ちゃんの名を挙げるものも少なくなく、ついには二〇〇二年にはそうした若手アーティストたちによって、岡村ちゃんのトリビュートアルバムがリリースされる、というムーブメントにまで発展した。

こうした声援に背中を押されるようにして、二〇〇四年、ついに岡村ちゃんは七年半ぶりに復活ライブを果たしたが、その復活はほんのつかの間だった。次にファンが知ることとなった岡村ちゃんの動向は、悲しいかな、二〇〇五年、覚せい剤取締法違反による逮捕の知らせであった。それだけではない。実は、それは岡村ちゃんにとって最初の逮捕ではなかった。すでに彼は二〇〇三年に覚せい剤取締法違反により執行猶予判決を受けており、二〇〇五年の逮捕時は執行猶予中の身柄であったのだ。おそらく初回逮捕時には事務所側が情報をコントロールしていたが、二回目の逮捕に及んで、「もはやこれ以上は隠せない」と判断し、公表に踏み切ったのであろう。

そこからはご存じの転落劇である。二〇〇五年に岡村ちゃんは懲役一年六ヵ月の実刑判決を受けて刑務所に収監された。二〇〇六年末には出所し、二〇〇七年には再び復活ライブを行ったものの（そのときの映像では、かつてとは別人のような太った岡村ちゃんが妙にキレのよいダンスをする姿が、「和製プリンス」というよりも「パパイヤ鈴木」に見えた）、二〇〇八年には再び覚せい剤取締法違反で逮捕されてしまったのである。

二〇〇八年逮捕時の裁判では、岡村ちゃんの薬物使用歴も明らかにされた。岡村ちゃんは三枚目のアルバムを出した八九年頃（二四歳）より大麻を使用するようになり、九一年頃（二六歳）よりコカインを、そして九五年頃（三〇歳）より覚せい剤を使用するようになったというのである。この情報を信じるとすれば、九六年以降の沈黙には、覚せい剤使用が無視できない影響を与えていたと考えざるを得ない。

岡村ちゃん in 裁判

霞っ子クラブのウェブサイト「霞っ子クラブの裁判傍聴記」には、二〇〇五年（二回目逮捕時）の岡村ちゃんの裁判傍聴記が掲載されているが、そこに記されている内容を読むと、とても悲しい気持ちになる。

裁判において岡村ちゃんは、「渋谷を歩いていたら、突然見知らぬイラン人がポケットに覚せい剤を押し込んできた」などと、誰が聞いても嘘とわかる弁明をしていた。案の定、検察側から、「岡村さんの財布にはそのイラン人の携帯番号のメモが入っていましたね」と指摘され、常連客であったことが露見してしまう一幕もあった。

それでもなお、「麻薬撲滅運動の歌を歌いたい」と食い下がって情状酌量を求める岡村ちゃんに対し、裁判官は「まずは責任をとってからにしてください」と、にべもなかった。おそらく岡村ちゃんは刑務所だけは避けたいと、なんとかして減刑を勝ち取ろうと必死だったのだろう。だから、自身の覚せい剤使用状況を過少申告し、「麻薬撲滅運動をするから、刑務所だけは勘弁して」と懇願したわけだ。覚せい剤絡みの裁判ではおなじみの光景である。

結局、この裁判のあと、岡村ちゃんは懲役一年六ヵ月の実刑判決を受けて刑務所に収監された。そして二〇〇六年末に出所したが、この服役が彼を根本的に変えたわけではなかったようである。

出所から一〇ヵ月が経過した二〇〇七年一〇月、報道番組『NEWS23 金曜深夜便』

（TBS系）が組んだ特集「覚せい剤との決別……歌手・岡村靖幸の生きる道」に岡村ちゃんは出演した。

その番組のなかで筑紫哲也は大胆にも岡村ちゃんに、「なぜ覚せい剤に手を染めてしまったのか」と質問した。すると彼は、目を伏せたまま、「自分が弱かったから」と曖昧に濁し、それきりむっつりと黙り込んだ。「そのことはもう何も話したくない」ともとれる態度であった。あるいは、覚せい剤依存症者にありがちな、「薬を使っているのは俺だけじゃない、運が悪かっただけだ」という他罰的な考えもあったのかもしれない。

翌二〇〇八年、彼が再び覚せい剤取締法違反で逮捕されたのを知ったとき、私はもはや驚かなかった。とはいえ、岡村ちゃんにとってはこの逮捕はかなり効いたようだった。裁判ウォッチャー阿曽山大噴火のウェブサイト上のコラム「裁判Ｓｈｏｗへ行こう」などを読むと、この裁判では、岡村ちゃんが過去の薬物使用や出所後の薬物使用状況について相当に正直に語っていたことがわかる。

自分が薬物依存症に罹患していることを認める発言もしている。たとえば、「本当は出所後にカウンセリングを受け、完治したあとに仕事をするべきでしたが、待っているファンの期待に応えたいという一心で仕事を始めてしまった。活動再開後もインターネットでファンの批判の声を見るなどし、期待どおりの活動ができていないことに悩むこともあり、不眠不休で働くために、覚せい剤に手を出してしまった……出所後は『完治』するまでは仕事をしない」。

さすがの岡村ちゃんも、この三回目の逮捕は「底つき体験」となったのかもしれない。

倫社と現国

話を『家庭教師』に戻そう。

この傑作アルバム『家庭教師』のなかで私が最も好きな曲は、八曲目に収載された「ステップUP↑」（作詞・作曲：岡村靖幸）という曲だ。独特の疾走感と痛快な変調感のある曲である。

こんな歌詞である。

勇敢にデートしようって言うんだ
ハイスクールガール一〇回は絶対無理でも
こんな元気だもの　毎晩もったいないじゃん
冗談じゃねぇぜ　だってそうじゃん
マンスリーで人生はステップアップするもの
こんなんなった僕が言うんだ　信用しよう

びしょ濡れでいいじゃない　手をつないで歩きたい
びしょ濡れでいいじゃない　僕はステップアップするため倫社と現国学びたい

「こんなんなった僕が言うんだ」などと、例によって羞恥心のかけらも感じないナルシシズム、それでいいて、「びしょ濡れでいいじゃない　手をつないで歩きたい」などと中学生のような純愛妄想。いつもの岡村ちゃんである。だが、最後のフレーズに、「え!?」と一瞬、自分の耳を疑ってしまう。「リンシャとゲンコクって、あの倫社と現国のこと？」

ここは意味を深読みするポイントではないのかもしれない。しかし、私はどうしてもあれこれ勘ぐってしまう。なるほど岡村ちゃんワールドでは、「生徒会長」や「バスケット部」といったハイスクールネタは、青春を描くための小道具として重要であり、「倫社と現国」という単語もその一つに過ぎないのはわかる。だが私は悩んでしまうのだ、なぜ「世界史」や「日本史」ではなく、「倫社と現国」というマイナーな教科が選ばれたのか？　と。

これら二つの教科に共通するのは、「イマイチ勉強しがいのない教科」ということだ。つまり、ある程度の読書家であれば、とくに勉強しなくともそれなりの点数がとれるが、その代わり、いくら教科書を丸暗記してもなかなか得点にはつながらない。逆にそのせいで、毎日殺伐としたクソ暗記を強いられている受験生たちのあいだでは、「特別に勉強しないのに倫社と現国の成績がよい奴」が教養人として尊敬の対象となることがある。

あとになって私は、岡村ちゃんは本気で「倫社と現国」を学びたかったのではないかと考えるようになった。そのきっかけは、彼の対談集『純愛カウンセリング』[01]を読んだことである。同書に収載された岸田秀との対談のなかで、岡村ちゃんは次のように語っている。

でも、この世界に入ったら入ったで、コンプレックスがあったんですよ。音楽業界、みんながほぼ大卒だったんです。僕は高卒ですからね。それで本を貪るように読むようになって、教科書を読み返したりもしました。

この箇所を読んだとき、私は思わず膝を叩いた。私は、岡村ちゃんが読み返した本こそ、あの「倫社と現国」の教科書だったのではないかと直感したからだ。もちろん、学歴コンプレックス解消のためならば、読むべき本はほかにいくらでもある。「倫社と現国」の教科書をどんなに深く読み込んでも、芸能界を生き延びるための知恵は得られないだろうし、そもそも、「倫理社会」が少なくとも覚せい剤乱用防止に役立たなかったことは、その後の岡村ちゃんの生き様が証明している。

しかし、問題はそこではない。生き馬の目を抜く芸能界のなかで、二〇歳そこそこの若者が焦って「倫社と現国」の教科書を読み返す状況というのは、それ自体、その人の孤立状況を反映しているのではないか、ということなのだ。ふつうは、先輩や友人の影響を受けて、知的好奇心は教科書から遠いものへと進むものではないのか。

実は、前述した二〇〇八年逮捕時の裁判において、岡村ちゃんは前代未聞な行動に及んでいる。被告人の最終陳述を求められた岡村ちゃんは、「今の気持ちを詩にしました」と、胸ポケットから紙を取り出し、法廷で自作の詩を朗読したのだ。伝え聞くところによると、おおむね次のような内容であったという（前掲「裁判Ｓｈｏｗへ行こう」より）。

……僕は寂しがり屋だ／僕は生まれてよかったのだろうか／何を着ても／何を履いても気持ちが悪い／時代とうまくやっていけない／友達とうまくやっていけない／というか友達がいない……

あまりに場違いな、しかも四〇を超えた中年男にそぐわない、素朴すぎる詩である。思わず苦笑を禁じ得ないほどだ。しかし、案外、ここに語られていることは真実なのかもしれない。

岡村ちゃんの孤独

法廷で「友達がいない」という詩を朗読した岡村ちゃんだが、デビューまもない時期には二人の親友がいた。尾崎豊と吉川晃司である。三人は同い年であり、高校在籍中より芸能界に飛び込んできたという共通点があった。

『文藝春秋』二〇一二年二月号特集「嗚呼、同級生」で、岡村ちゃんは尾崎・吉川との交流について次のように語っている。

ほとんど冗談みたいによく言われますが、次の店をどこにするか、じゃんけんで決めたこともありました。尾崎が勝ったら、女の子を口説けるお店、吉川が勝ったらとことん飲める店、僕が勝ったら踊れるお店といった具合に。当時、僕はお酒が苦手で無理して飲んで酔っぱらっていたんです。でも尾崎と吉川の二人は飲むのが好きだし強い（笑）。だから僕は、飲むより大好きなダンスができるディスコに行きたかった。でも、なかなかうまくはいかなかったですね。／ホントは、尾崎が勝っても女の子のいる店なんかに行かないんです。結局、男三人で飲んでる（笑）

この三人、ものすごい取り合わせである。いずれも強烈な個性と傑出した才能の持ち主であるだけでなく、年長の「大卒者」ばかりの音楽業界のなかで、それこそ岡村ちゃんではないが、「倫社と現国を学ばなければ！」と劣等感に苛まれつつも、たえず「ステップUP↑」を求められる立場にある若者であった。そんな三人にとって、その交流は数少ない安全な場所、サンクチュアリだったのかもしれない。

しかし、まもなく三人それぞれが仕事で多忙となり、次第に会うことも減っていった。岡村ちゃんの記憶によれば、最後に三人で会ったのは一九九〇年だったという。そして一九九二年に尾崎豊が死去し、三人で会うことは永遠に不可能となった。岡村ちゃんは、「吉川と二人で遊んだり旅行にも行ったこともありましたが、ケンカになることもあって。……三人というのが絶妙なバランスだったんだろうな」と語り、最後に「尾崎豊の死によって、時代が終わったというか、何かが終わったのだと思います」と話を結んでいる。

意外なことに、岡村ちゃんはこれまで尾崎の死についてほとんど語ってこなかった。その意味ではこのインタビュー記事はきわめて貴重であるが、しかし、そのインタビューのなかにおいてさえも、「何かが終わった」の「何か」が何であるのかは明らかにしていない。気になるのは、九〇年代における岡村ちゃんの沈黙が、尾崎の死後から始まったことだ。さらに——これは穿った見方かもしれないが——岡村ちゃんの覚せい剤への耽溺も尾崎の死後に始まっている。あたかも、失った「何か」を覚せい剤で埋めようとするかのように。

もちろん、これは私の勝手な推測に過ぎない。ただ、私の臨床経験から次のことはいえる。どんな薬物依存症者にも必ず、周囲に露見することなく、「節度」をもって薬物を使えている時期があり、彼らが薬物使用のコントロールを失うようになるときには、例外なくなんらかの困難や苦痛を抱えている、ということである。

おわりに

岡村ちゃんについてあれこれ勝手なことを書きまくってしまった。しかし、くどいようだが、いまも昔も私は彼の大ファンであり、車を運転しながら、カーステから流れてくる岡村ちゃんの声に合わせて、「ステップUP↑するため倫社と現国学びたい〜」と口ずさんでいる。

いうまでもなく、薬物に溺れたエピソードをもつアーティストは数多く、薬物を主題にした名曲や薬物の影響下で作ったとされる名曲も少なくない。だが、薬物依存症専門医として断言しておくが、そうしたアーティストは薬物のおかげでよい曲が作れたのではない。才能があったからよい曲が書けたのだ。ふつうの人と同様、薬物依存症者にも才能のある人とない人がいる。それだけのことだ。才能と薬物使用とは別次元の問題である。

ただ、そうしたアーティストには自分の経験を語るという役割を引き受けてほしいのだ。依存症は「否認の病」といわれ、周囲が困っていても、本人は問題を過小視して、なかなか援助を受けようとしない、という特徴がある。しかし、もしも才能ある依存症者が、「依存症は回復できる病気だ」と発言してくれれば、「あの人でさえそうならば」と、多くの人たちが「否認」の鎧を脱ぎ捨て、回復に向けて行動を起こせるだろう。

最後に岡村ちゃんの近況を。二〇一〇年に出所した彼は、二〇一一年八月に二枚組みのセルフカバーアルバム『エチケット』をリリースし、この二枚のアルバムは、翌月のインディーズランキングで一、二位を独占した。見事な復活である。

なお、二〇〇八年の法廷において語られた、「出所後はカウンセリングを受け、完治するまでは仕事をしない」という約束が、その後果たされているのかどうかについては、いまだ不明なままである。

参考文献

[01] 岡村靖幸『純愛カウンセリング』ぴあ、二〇〇四年

中年男性のうつ・自殺予防のヒント「ま、いいや」

はじめに

最近二年ほど、クレイジーケンバンド（以下、ＣＫＢ）の音楽を聴かない日はない。

もちろん、それ以前からこのバンドの存在は知っていたし、彼らのいくつかのアルバムはiTunes storeからダウンロードし、すでにｉＰｈｏｎｅのなかにスタンバイされていた。それには、元横浜市民としてのナショナリズム意識もいくらか影響していたように思う。だが、毎回ブルペンで試合終了を迎えてしまう控えの投手のように、それらの楽曲はなかなか「お呼び」がかからなかった。

理由は単純だった。あみだにかぶったソフト帽にサングラス、スーツの肩に白いマフラーを引っかけた、山口組六代目組長を彷彿させるいでたちの中年男が、甲高い声で「イイネ！」と連呼する姿に漠然と抵抗感を覚えていたのだ。そのビジュアルはどう考えてもコミックバンドのそれであった。そのせいで、私はずいぶんと長いこと食わず嫌いをしていたようだ。

ところが、変化は唐突に訪れた。二年前のある夜のこと、原稿執筆で消耗しきった私がぎりぎりセーフで終電に乗り込んだとき、突然、イヤホンから流れてきたＣＫＢの音楽（どうやらｉＰｈｏｎｅがいつの間にかシャッフル設定になっていたらしい）にやられてしまったのだ。この不意打ちに対して、私は思わず銃弾を受けた松田優作のようなうめき声をあげてしまった。以来、私の生活は変化した。ＣＫＢのアルバムをすべて入手し、毎日、朝の満員電車にすし詰めにされながら、あるいは、疲労を引きずって終電に揺られながら聴きまくった。みずからを鼓舞し、あるいは、癒やすために。

変化はそれだけにとどまらなかった。自他ともに認める出無精の私が、一九九七年のＣＫＢ結成以来、一貫して継続している本拠地横浜での月例演奏会にもせっせと参加するようになった。しかも、いまや休憩時間に近所の喫茶店で和んでいる剣さん（横山剣のことを本章では親しみを込めてこう呼ばせていただく）に無理をいってツーショット写真を撮らせてもらうなどと、韓流ファンのおばちゃん顔負けのはしゃぎっぷりを炸裂させているありさまなのだ。

「抗うつ薬」としてのCKB

いったい、CKBの何がそんなに気に入っているのだろうか。実をいうと、それについては自分でもうまく説明できない。彼らの音楽がもつ魅力をどういう言葉で説明したらよいのか？　さまざまなジャンルを吸収した縦横無尽な音作り、字面は「ちょいエロオヤジ」風だが、不思議な懐かしさを呼び覚ます視覚的な歌詞、過剰なまでにコブシを利かせた男臭いボーカル……。

足りない。何か大事なものが抜け落ちている感じがする。

気に入っている理由にはならないかもしれないが、ある時期、CKBの音楽は私にとってはある種の「抗うつ薬」として機能していた。私と同じことを指摘する者はほかにもいる。先日、吉田豪のインタビュー集『サブカル・スーパースター鬱伝』[01]を読んでいて知ったのだが、あの『21世紀のポップ中毒者』の著者、故川勝正幸も、中年期に発症したうつ状態から脱するために、連日CKBを聴いていた時期があったらしいのだ。

二年前、中年真っ只中の私は疲弊していた。仕事量が一気に増加して毎日がてんてこ舞いの自転車操業、自分が磨耗していく感覚をひしひしと感じていた。加齢による身体の変化も気になりだした。白髪が増えた。まれには眉毛や鼻毛にまで白いものを発見することもあり、そのたびに天地がひっくり返るほどのめまい感を覚えた。

なかでも私を嘆息させたのは、腹回りに浮き輪のようにまとわりつく脂肪だった。これをなんとか撃退しようと、通販で購入した「低周波振動腹筋刺激装置」を腹に巻き、数ヵ月間ほどブルブルとやってみるなど、涙ぐましい努力も試みた。なるほど、おかげさまでたしかに腹筋は鍛えられた。しかし、肝心の脂肪はいっこうに落ちないのだ。それどころか、脂肪層のうえに筋肉層が重なるという、悲劇の腹部「ミルフィーユ」状態を生じ、腹囲はかえって増大した。こうした身体の変化は、当時私が抱えていた問題の一部、もしくは比喩に過ぎないが、とにかく、私は「これが噂の中年期の危機ってやつなのか？」と頭を抱える毎日を送っていた。

そんな日々のなかで私はＣＫＢと出会い、以来、通勤電車のなかでＣＫＢの音楽を必ず聴く生活を送るようになった。すると、少しずつさまざまな困難——たとえば多忙であることや加齢性の身体変化、ならびに、その他諸々の苦悩——を受け入れられる気持ちになってきたのだ。もちろん、多忙も加齢も断じて嬉しい話ではないが、しかし、「しょうがねえか」と諦めがつくようになってきたのだった。決して投げやりな諦めではない。たとえて言えば、喪失は喪失として、あるいは、変化は変化として受け止めながら、「そこから始まる新しい物語もあるさ」と、肩をポンッと叩かれるような——そんな前向きな諦めであった。

ＣＫＢもよいが剣さんはもっとよい

正直なところ、もしもＣＫＢの曲を別のアーティストが歌っていたとしたら、あの時期の私は救われなかったに違いないと思う。その意味では、私にとっての「抗うつ薬」は、ＣＫＢの音楽そのものではなく、ＣＫＢの音楽を作り、それを自分の喉を震わせて歌っている剣さん自身なのかもしれないと考えることもある。

剣さんは外見とは矛盾した内実をもっている人である。どう見ても「その筋の方」としか見えない服装を身にまとい、「俺の話を聞けぇ〜」「機内食は肉か魚か、迷うことなく肉を選んだ〜」などと俺様系・肉食系をアピールしているが、実は酒がまったく飲めず、タバコも数年前にやめてしまっている。おまけに、クリームソーダとかエクレアが好物という噂もある。要するに、外見から想像されるマッチョな男のイメージとはずいぶん違うのだ。

対人緊張もかなり強そうだ。あのトレードマークのサングラスにしても、決してコワオモテ感増強を意図したものではなく、「歌っているときに目が泳いでいるのを人に見られるのが恥ずかしい」というのが真相らしい。たしかにインタビュー映像を見ると、剣さんは歌っているときとは別人のようにギクシャクとして、いささか挙動不審である。緊張のあまり、自分でも何を話しているのかわからなくなると、なかばやけくそで、唐突に「イイネ！　イイネ！　イイネ！」と連呼してお茶を濁すというパターンも結構多い。

不思議なことに、こうした意外性はかえって剣さんの魅力を強めている。

もちろん、剣さんが三〇代後半にＣＫＢ結成という遅咲きの人であることも関係しているのだろう。現在はすでに五〇代であり、実際、ソフト帽の下の頭髪はすっかり禿げあがり、腹もいくらか出ている。しかし、本人はそれを意に介する風もなく、あのガラガラした太い声で各地でのライブで熱唱し、精力的に毎年アルバムを発表しているのだ。そんな剣さんの姿を見ていると、「よしっ、俺も」という気持ちになる。

妙な話だが、当初私をひるませていた剣さんの存在が、結果的にはCKBへの傾倒を促したわけである。こうした、第一印象がすごく悪かった人に限ってのちにものすごく好きになってしまうという現象は、たしかに現実生活のなかでもよくあることだ。

自伝『クレイジーケンズ マイ・スタンダード』

そんなわけで、もしも剣さんの作品のなかで最高に好きなものを一つだけ選べといわれたら、私は、散々迷った末に、彼の自伝『クレイジーケンズ　マイ・スタンダード』[02]を推すだろう。

ミュージシャンの自伝と言えば、ある世代よりも上の人ならば、すぐに矢沢永吉の『成りあがり』[04]を思い浮かべるだろう。しかし、そこに描かれている永ちゃんの生き様や人生観は、剣さんのそれとはずいぶん違う。たしかに、複雑な家庭で生育したことや学歴社会からの早期離脱、不良文化との親和性、あるいは横浜との縁などいくつかの共通点はあるが、全体としてはやはり大きく違う気がするのだ。

たとえば、永ちゃんにとって音楽とは目的ではなく、「ビッグ」になるための手段に過ぎなかったように思われる。また、「横浜」はあくまでも、広島を飛び出して「首都に駆け上がって天下をとる」途上の通過点に過ぎない。目的達成のために友人や仲間を切り捨てたこともあった。永ちゃんはいう。「一回目、サンザンな目に遭う。二回目、オトシマエをつける。三回目、余裕」。要するに、ルサンチマンが原動力だったのだ。

一方、剣さんを音楽へと駆り立てる力は、ルサンチマンではないような気がする。もっと素朴な欲求――後述する「脳内で鳴り響く音楽」を脳外に排泄したいという欲求――が原動力となっている。それからまた、「横浜」は生まれ育った土地にして現在の定住地でもある。いまだに地元の仲間との関係を大切にしていて、まるで不良グループの先輩・後輩の関係がそのまま町内会における序列に発展したような、ローカルなコミュニティのなかで生きている。

そもそも、永ちゃんに比べると、剣さんの自伝には自慢話やカッコいいエピソードが少ない。たとえば、手に負えない問題児であった子ども時代を振り返って、性器を出したまま下校したり、紙を喰ったり、いきなり道路にひっくり返って奇声を発したり、乳母車に紙とか木とか満載してそれをガソリンで燃やして号泣しながら押したりという奇行まで紹介しているほどだ。剣さん曰く、あまりにも問題児であったために、一時期、「反省センター」(児童相談所のことか?)のようなところに通わされていたという。実際、子どもの頃のあだ名は「キ○ガイ田寺」(両親離婚前の姓)であった(こうしたエピソードから精神医学的診断名を考えてしまうのは精神科医の悪い癖だが、剣さんは多動性と自閉性が混在する、ある種の発達障害だったのではなかろうか?)。

そんな剣さんには不思議な能力があった。小学校三年生の頃より「脳内で音楽が鳴っていた」というのである。小学校高学年時には、教室のオルガンを鳴らしながら、早くもさまざまなコードを「発見」し、それら和音に「夕焼け」とか「悲しみ」などと独自の名前をつけたりしていたという。そして、中学生になると本格的に作曲をはじめ、「筒美京平のような作曲家になる」ことを夢見るようになった。

とはいえ、道は平坦ではなかった。彼は「作曲家になるには芸能コースをもつ堀越学園に進学するのが近道だろう」と考えて、同学園高校一般コースに入学したが、いくら何でもあまりに安易な発想であった。たとえ天下の堀越高校といえども、「一般コース」は普通の高校となんら変わりはないはずで、学校側が芸能界や音楽業界へのコネクションを準備してくれるわけはない。案の定、失望して中途退学。しかし、剣さんはめげなかった。シンナーの売人やバイクに乗って暴走するなどの「不良青年活動」に従事しながら、中古で購入したエレクトーンを駆使してますます作曲に打ち込み、何度断られても挫けずに、しぶとくレコード会社に自分の作品を売り込み続けたのだ。剣さんはこう述べている。「幸いにも俺がアンパン（シンナーのこと）中毒にならずに済んだのは作曲中毒だったからだろう」と。

「脳内で鳴り響く音楽」を実現するために

剣さんのミュージシャンとしてのスタートは幸運だった。なにしろ、裏方仕事にかかわったことが契機となって、剣さんは弱冠二一歳で当時のわが国の代表的ロックバンド、クールスRCのボーカル兼作曲家として採用されたわけだから。それも、一七歳時に作曲した自分の曲「シンデレラ・リバティ」をひっさげてのデビューであった。

しかし、事務所との方針が合わず二年ほどでみずからクールスRCを脱退してからは、鳴かず飛ばずとなり、シーンのフロントに立つ機会がなくなった。その後、いくつかのバンドを結成するものの、事務所の方針に翻弄され、商業的にも失敗が続き、早くも三〇歳時にはみずからがステージに立つことをやめる決意をしてしまった。「もうバンドはやらない。作曲だけに専念する」。剣さんはそう決意し、日中、運送業や貿易会社検査員といった仕事をしながら、夜や休日に作曲するという生活を送るようになった。

そんなとき、現在CKBでドラムを担当している廣石惠一から、「遊びとしてうちのバンドで歌わないか」と誘われたのだ。廣石や、現在CKBでギターを担当している小野瀬雅生は、早くから剣さんの才能に惚れ込んでいて、「バンドをやるなら、剣さんを神輿として担ぎたい」という気持ちがあった。しかし、正攻法では剣さんの決意を覆せないと考え、戦略的に「遊び」を前面に出したらしいのだ。

廣石の戦略は成功した。「遊び」という言葉が、変節を躊躇する剣さんの背中を押したからだ。そんなふうにして始まったバンドがCKBの前身、CK'sであった。案の定、最初は「遊び」のつもりであった剣さんは次第に活動に夢中になり、最終的に一九九七年のCKB結成へとつながったのだった。のちに剣さんは、バンド活動再開の経緯について、「廣石さんにはめられた」といいながらも、「あのとき廣石さんが声をかけなかったら、いまのCKBはなかった」ことを認めている。

「流されて生きるのも悪くない」「人生土左衛門で行く」。剣さんは自伝のなかでそう述べている。そもそもCKBからして、周囲に押し流された剣さんが「作曲に専念する」という信念を変節したことで誕生したのだ。以来、剣さんは「自分の活躍の場を絞らない。仕事を断らない」というポリシーで仕事をしてきたという。

要するに、排除よりも受容、否定よりも肯定という信念である。その信念を思い切り凝縮すれば、それこそまさに、剣さんの口癖、「イイネ!」ということになるのだろうか?

しかし、実をいうと、私はいまだにこの「イイネ!」という言葉に対する居心地の悪さが払拭できないでいる。私はそこまで無邪気にもなれないし、その言葉から醸し出される、カラ元気的な白々しさはむしろちょっと苦手だ。危機に瀕した私を癒やしたのは、CKBもしくは剣さんのそういう部分ではない。

『つやのよる』

剣さんには「イイネ!」のほかにもう一つ口癖がある。それは、「ま、いいや」というものだ。たとえば、ライブのMCであれこれしゃべっているうちに話が脱線し、自分でも何がなんだかわからなくなると、「ま、いいや」とお茶を濁す。あるいは、誰かに苦言を呈したあとになんとなく角が立たない後味を残そうとしてか、「ま、いいや」で話を締める。剣さんはそんなふうにこの言葉を使っている。

もっとも、この口癖は、「イイネ!」に比べるとはるかに認知度が低い。かくいう私も、たしかにいわれてみれば剣さんはよくこの言葉を使っているな、とは思っていたものの、まさか口癖とは知らなかった。しかし、CKB漬けの生活を始めて一年半近くが経過したある夜、私は剣さんの「ま、いいや」という言葉を、劇的なかたちで再発見したのである。

その夜、珍しく早く仕事からあがった私は、渋谷の雑踏をかき分けるようにして歩いていた。すると、ある映画の広告に目がとまり、金縛りになったのであった。その映画とは、『つやのよる ある愛に関わった、女たちの物語』と題された、井上荒野原作、行定勲監督の作品で、阿部寛、小泉今日子、大竹しのぶといった、超豪華キャストで制作されたものであった。しかし、私が金縛りになったのは豪華キャストのせいではなかった。広告に「主題歌クレイジーケンバンド」と書かれてあったからだ。

私はそのまま、ほとんど衝動的に映画館に駆け込み、一人暗がりでその映画を観た。

物語は、阿部寛演じる中年男松生が、病床で昏睡状態にある艶という女を刺し殺そうとするところから始まる。松生は、家族を捨てて艶と駆け落ちをしたが、艶は男性関係にきわめて奔放であり、松生はずっと振り回されどおしの生活を送っていた。だが、そんな艶も末期癌に罹患し、まもなく危篤状態となってしまい、松生は看病の日々を余儀なくされていたわけだ。結局、松生は病床の艶を刺すことができない。艶を殺すことを断念した松生は、何を思ったか、艶が関係をもった男たちに順番に艶の死期を知らせる連絡をしていくのである。しかし、そうした男たちの誰一人として艶を見舞いに来ることはなかった。まもなく艶は、松生に看取られたまま息を引き取る——。

「あれ？」。ここまで物語が進んだところで、私はいぶかしく感じた。映画が始まってだいぶ時間が経過し、いまやほとんど終盤近い気配なのに、映画開始からまだ一度もＣＫＢの音楽が流れる場面がない。「主題歌ＣＫＢ」というのは私の見間違えだったのか。それとも、最後のクライマックスで流れるのか。あるいは、すでに流れていたのを聞き漏らしたのか。

そんな不安を感じながら、私はじっとスクリーンに意識を集中した。

「ま、いいや」

――映画館のスクリーンには、通夜のシーンが映し出されていた。その淋しい通夜の席で、松生は艶の遺体に歩み寄り、こう言葉をかける。「おまえが思いをかけた男たちは誰も来ないよ。おまえを愛したのは俺だけだった。ざまあみろ」。このセリフを吐く瞬間、阿部寛は、悲しみ、怨恨、憤怒、自嘲、そして安堵感が混じり合った、複雑な表情をして見せる。神がかり的な演技――。

このシーンからややあって、映画は終幕へと向かった。そして、エンドロールが始まると同時に、エンディングテーマが流れ始めたのだ。七〇年代フィリーソウル風のエレクトリック・シタールによる懐かしい雰囲気の旋律、さらに、その前奏に導かれるようにして声が重なる。ガラガラした声質の、コブシの効いた歌声――紛れもなく剣さんの声だ。

ま、いいや　最近の俺の口癖
ま、いいや　おまえ最悪な女だったけど
ま、いいや　かわいい女だったから
愛し抜くことができたから

ま、いいや　散々振り回されたけど
ま、いいや　何もかも失ったけど
ま、いいや　艶やかな女だったから
愛し抜くことができたから

どうしようもない男と女
どうしようもないほど愛しくて
漂う　首の残り香
胸の輪郭　忘れない

息もつけないほど
清濁　併せ飲んで
それでも聖《きよ》くありたくて

あがいているのか

この「ま、いいや」（作詞：横山剣・行定勲、作曲：横山剣）という曲を聴いて、私は一発でノックアウトされた。その瞬間、「ま、いいや」というありふれた言葉は、奥深く、滋味深い言葉へと劇的に生まれ変わったわけである。

なによりも驚いたのは、歌詞が映画と見事にシンクロしていた点だ。なるほど、物語のなかで松生はすべてを失った。家族や仕事を捨てて艶と駆け落ちしたものの、肝心の艶はほかの男を追いかけてばかりで、やっと二人きりになれたかと思ったときには、すでに危篤状態である。当然、妻や娘が自分に会いに来ても、みじめすぎて合わせる顔もなかった。そして、最後にはその艶さえも失ってしまう。

かなり控えめにいっても、松生は救いようのない馬鹿男、運命というものに徹底的に見放された、罰当たり男である。

しかし、エンディングで流れる音楽に耳を傾けているうちに、その歌詞自体が映画の続編、すがすがしい後日談のように感じられてくるのだ。そして、「何もかも失ってしまったけど、そのときに精一杯愛し抜くことができたから、後悔はない」と気持ちを切り替え、新たな人生を歩み始める松生の姿が見えるような気がしてくる。

そういえば、剣さんは自伝のなかでこう語っていた[02]。

時間は前にしか進まない。過ぎたことを四の五のいっても進歩がない。破壊から始まるものだってある。

このメッセージは、「ま、いいや」という楽曲に込められた思いとそのまま重なっている。つまり、喪失は喪失として、あるいは、変化は変化として受け止めながら、「そこから始まる新しい物語もある」という前向きな諦念。おまけに、「ま、いいや」という楽曲には、無垢とはいえない中年男が抱く、矛盾や理不尽、ずるさをひっくるめての向上心が、「清濁併せ飲んで／それでも聖くありたくて」というフレーズに念写されている。

そーそーそー、この感じ！　私は思わず膝を叩いた。その日、「ま、いいや」は私の人生における主題歌に決定した。

おわりに――中年男性の自殺予防のために

「ま、いいや」という言葉に込められた、前向きな諦念には、精神療法の奏効機序を論じる際に欠かせない要素が含まれている。煎じ詰めれば、精神療法とは、喪失を諦め、受容するプロセスの援助だ。精神療法は、クライエントに具体的なモノを与えることはないが、喪失や不在の痛みに馴化させ、痛み以外に目を向けられる余裕をもたらしてはくれるだろう。

もちろん、剣さん自身、そこまで自覚して「ま、いいや」という言葉を使っているわけではあるまい。ただ、ミュージシャンには珍しく、剣さんの生き方には中年男性の自殺予防という観点から参考にすべき点が実に多いのだ。たとえば、平成一〇（一九九八）年以降、わが国で問題となっている中年男性の自殺者のなかには、さまざまな悩みを抱えながらも心理的に孤立し、ともすればアルコールで苦痛に対処していた者が少なくないが[05]、酒が飲めないせいでアルコールに頼ることもなく、地元とのつながりを大切にし、厄介なトラブルに一瞬怒りや屈辱感を覚えても、「ま、いいや」と気持ちを切り替える剣さんの生き方は、まさに自殺ハイリスクな生き方の対極をいっている。男性として理想的な中年期の生き方といえるかもしれない。

……などと、最後にかなり牽強付会に本書の趣旨にこじつけてみたが、やはり無理があるかな？　ま、いいや。

参考文献

[01] 吉田豪『サブカル・スーパースター鬱伝』徳間書店、二〇一二年
[02] 横山剣『クレイジーケンズ マイ・スタンダード』小学館、二〇〇七年
[03] 横山剣『クレイジーケンの夜のエアポケット』ぴあ、二〇〇二年
[04] 矢沢永吉『成りあがり――矢沢永吉激論集』角川書店、一九八〇年
[05] 赤澤正人他「死亡一年前にアルコール関連問題を呈した自殺既遂者の心理社会的特徴――心理学的剖検による検討」『精神医学』五二巻、五六一-五七二頁、二〇一〇年

だましだまされアルコール依存症「サヨナラCOLOR」

依存症の依存症専門医

私は依存症を専門とする精神科医であるが、実は私自身もまたある精神作用物質に依存している。といっても、まさか違法薬物なわけはなく、もちろん、近頃、巷間を騒がす危険ドラッグでもない。私がハマっているのはニコチンである。

この一〇年ほどで喫煙者に対する風当たりは急激に厳しくなった。私の被害妄想かもしれないが、社会の喫煙者に対する扱いは、ほとんど違法薬物乱用者に対するものと変わらなくなった気がする。喫煙者たちは、レストラン、ホテル、会議室といった、かつて当たり前のように喫煙できた場所から締め出されて難民化し、たとえば駅前の喫煙エリアで雨に打たれながら煙を吐き出す、というみじめな姿を衆目に晒している。

とりわけ屈辱的なのは、新幹線のホーム上に設置された喫煙室だ。ヤニに黄ばんだガラス張りの狭い部屋には煙が充満し、視界は白く淀んでいる。喫煙することの害よりも、その部屋に入ることの害のほうが深刻そうだ。しかも、その部屋の混雑ぶりもハンパなく、誰かの煙草でスーツの背中が焼き焦がされる不安にも苛まれる。それにもかかわらず、長旅の前、私はみずから進んでその毒ガス室に入らないではいられないのだ。まさにみずからが抱える病気の深刻さを突きつけられる瞬間である。

逆風のなかで――施設内禁煙と秘密の「阿片窟」

数年前、とうとう私の所属施設も敷地内全面禁煙となった。当時、所属施設のその決定を知らされた私は、文字どおり目の前が暗くなったのをいまでも覚えている。というのも、それまで私は、論文や依頼原稿を執筆する際に、それこそパラグラフ一つ書くごとに一服するのを励みして、どうにか切り抜けてきたからだ。それだけに、「もう自分は永遠に文章が書けなくなるかもしれない……」と絶望したのだった。

だが、それは杞憂であった。喫煙者たちはすぐさま、施設近郊に秘密の「阿片窟」を見つけたからだ。その場所は、喫煙者たちの絆を確認する場所としても機能した。迫害されればされるほど、そこでの人間関係の絆は強固なものとなる。それどころかこころのバリアが低くなり、初対面の人間にさえ思わず肩に手を回したくなるような同志意識が芽生えてくる。一方で、「裏切り者」が出た場合にはタダじゃおかない。「自分だけ長生きかよ」とか、「非喫煙者と喫煙者の追跡研究によれば、最も自殺リスクが高いのは、喫煙者じゃなくて元喫煙者なんだぜ」とか、「禁煙だなんて、おまえ、意志が弱いな」などと妙な言いがかりをつけて、禁煙志望者の足を引っ張るわけだ。このあたりは、あの、なかなか足を洗えない飲み仲間やクスリ仲間の関係性とまったく同じである。

こうした私の行状に眉をひそめる同僚も少なくない。なかには、お節介にも、私に対してさまざまな干渉や介入を試みてくる者もいる。多くは、禁煙を示唆する説教や婉曲な嫌味といった素朴な手法であるが、時には、手の込んだ、悪意を感じさせるものもある。たとえば、学会などでヨーロッパに出張した際のお土産として、わざわざ煙草――「タールで真っ黒になった肺の組織」のような写真がパッケージに印刷された例のやつ――を購入してくるといった、薄汚ないやり方だ。空港の免税店あたりでその煙草を見つけてニヤリとしたであろう同僚の顔――ライバルの不正を発見した半沢直樹のような顔――を想像するだけで、正直、イラッとする気持ちを禁じ得ない。

せっかくの機会なので断言しておくが、すでにできあがったニコチン依存症者の場合、あのような写真が禁煙を決意する理由になることはほとんどない。よく知られているように、依存症は「否認の病」である。あのような写真を見ても、「俺は大丈夫、肺癌にはならない。なにしろ毎日ビタミンCを大量に摂取しているからね」（もちろん、これは迷信の域を出ない知見だ）

とか、「別にいいさ、俺は太く短く生きるから」などと、瞬時にしてこころのなかで「否認のシャッター」を降ろしてしまう。あのような写真が効果的なのは、まだ喫煙経験のない者、あるいは、喫煙を始めてまだ日が浅い者だけだ。

依存症臨床ことはじめ

読者のなかには、かくもズブズブの依存症者である私が、なぜよりによって依存症をみずからの専門として選択したのかと訝しく思っている人もいるであろう（ま、「そもそも喫煙者という時点で医療人としてアウト」と断じる辛口の貴兄もいるかもしれない）。

そりゃ、私だって好きでこの分野を選択したわけではない。実情を言えば、いまから一五年あまり昔に大学医局において繰り広げられた、依存症専門病院への派遣をめぐる美しくない譲り合いの果てに、泣く泣くその病院に赴任したのである。とにかくこの分野、精神医学のさまざまな専門領域のなかでも、最も不人気な分野なのだ。

正直言えば、依存症専門病院への赴任が決まったとき、私は動揺した。もちろん、当時からすでにニコチン依存症を抱えていた私が、アルコール依存症患者に対して「やめなさい」なんて、「いったいどの面下げて言えばいいのだ？」という懸念もあった。しかし、不安はもっと初歩的な次元からも生じていた。当時、私は精神科医になって五年目で、基本的な精神疾患に対する治療はひととおりできるつもりになっていたものの、依存症についてはまったく治療経験がなかった。ついでに言えば、依存症の治療に関して指導医から教わったこともなかった。
なるほど、それまでもアルコール依存症患者に出会ってはいたが、いずれも精神科救急病棟での経験であった。多くはアルコールの離脱のせいで強制的な入院を余儀なくされている患者であり、治療と言えば、極端な話、「監禁」や「拘束」を頻用するSMプレイみたいなものばかりであった。当然、症状が消退して強制的な入院形式を解除すると、どの患者もこぞって退院を希望し、そして二度と病院の外来を訪れることはなかった。要するに、症状の基礎にある「酒がやめられない、とまらない」という依存症の治療を求める患者などおらず、私自身も治療法を学ぶ必要を感じなかった。

そんなありさまなので、依存症専門病院に赴任しても、私はいったいどうやって患者とかかわってよいのか、皆目見当がつかなかったのだ。いま振り返ってみると、その時期の私がやれていたことと言えば、アルコールの健康被害について、ことさらに誇張し、患者をビビらせることだけであった。時には、アルコールがいかに脳にダメージを与えるのかを伝えるために、なんとアルツハイマー型認知症患者の脳のMRI画像を示して、「これは長年、飲酒を続けてきた人の脳です」などと説明したこともあった。

もちろん、そんな説明に治療上たいした効果がないのは、ニコチン依存症に関してすでに述べたとおりである。

「アル中の言葉と涙は信じるな」

「依存症臨床ことはじめ」にまつわる苦労話はいくら話しても尽きることがないが、患者とのかかわりで一番手を焼いたことを一つ挙げろといわれれば、それはやはり患者の「嘘」であろう。昔からこの分野では、「アル中の言葉と涙は信じるな」という格言が受け継がれてきた。それくらいアルコール依存症患者は本当によく嘘をつくし、口がうまい。うかうかしていると、私たち医療関係者は簡単に論駁されてしまう。

簡単な嘘から挙げていくと、「もう金輪際お酒は飲みません→診察終了後にあっさり飲む」「来週までに必ず断酒会の例会に出席します→会場がわからなくて（あるいは、急にお腹が痛くなって）欠席になってしまいました」「今週は、まったく飲んでいません→え？　呼気中からアルコールが検出された？　養命酒はアルコールにカウントされないですよね？　自分、あれは医薬品だと思っていました」などがある。

もう少し複雑な嘘としては、たとえば、本当は酒が飲みたいだけなのに、依存症患者はさまざまな理由を挙げて退院を求めてくる。多いのは、「いま自分が退院しないことで、自分の人生全体に対していかに深刻なマイナスが生じるか」といった演説だ。こうした相手の弁明を頭ごなしに否定しようものなら、面倒くさい事態となる。患者は涙を浮かべて、「先生は、人の一世一代の決意を信じないのですか!?」などと訴え始めるからだ。

時には、話が妙な方向に飛び火することもある。たとえば、私の診療態度――「先日、診察中にあくびをかみ殺していた」とか、「先日の集団療法のときに、メンバー全員に対して均等に発言の機会を与えていなかった」など——を挙げつらい、別方向からこちらの感情に揺さぶりをかけてくる。ムキになって抗弁しているうちに、いくつもの次元の異なる話題がごちゃ混ぜになった論争に巻き込まれ、気づくとすっかり相手のペースになってしまっているのだ。

他人につく嘘、自分につく嘘

こんな具合に患者の嘘に振り回されながら、依存症臨床の渦に巻き込まれていくなかで、私なりにみえてきたことがあった。それは、依存症患者がつく嘘の特徴だ。

思うに、依存症患者の嘘には二つの特徴がある。一つは、それは決して生まれつきのものではなく、アルコールとともに生きるなかで後天的に体得したものという特徴である。実際、依存症患者のなかには、中学校・高校時代には人前で自分の意見を発表することさえままならなかった者も少なくないが、依存症に罹患する頃には、なぜか多くは、そのままジャパネットたかたのCMに出演できそうなくらい「ああ言えば、こう言う」式の饒舌な論客になっている。

おそらく彼らなりに必死なのだ。周囲の批判や非難に抗ってアルコールを使い続けるには、周囲に飲酒が発覚して、叱責や説教を受けたり、さらには離婚や失職したりという事態は避けなければならない。つまり、自分を守るためには、もてる能力のすべてを注ぎ、全身全霊を傾けて、彼らはトークを磨きあげるしかないである。

もう一つは、たしかに彼らはいろいろな人に嘘をつき、いろいろな人をだますが、最も嘘をつき、だましている相手は、ほかの誰でもなく、自分自身であるという特徴だ。最も多くみられる自分に対する嘘は、「これが最後の一杯」である。典型的な依存症患者はこれを何十回、いや何百回とやっている。あるいは、飲み仲間のなかで「自分よりも重症そうな奴」を見つけては、「ああなったら人間もおしまいだな」などとうそぶいて、必死に自分を安心させようとする。

人は追い詰められるほど、必死になって自分をだまし、安心させ、事態がまだそんなに深刻ではないと自分に言い聞かせ、現実から目を背ける傾向がある。依存症の場合には、それが自身の物質使用が引き起こす問題の矮小化、過小視として現れるのだ。まして、彼らだって自分の飲み方がおかしいことくらい薄々自覚し、自己評価はズタボロである。このうえ依存症であることを認めてしまったら、もはや自分を支えていけない。こういった心理が顕在化したものが、「俺は依存症ではない」と言い張ってやまない、依存症患者の特徴的な心的構え、すなわち、「否認」なのだ。

アルコール依存症患者のあの憎々しい否認とは、多少ともみずからも問題を自覚していればこそ出現する、自分に対する嘘なのである。そう考えれば、かわいらしいといえなくもない。なぜなら、彼らはちゃんと気づいているのだ。でも、いまは認めたくない。そういう意味では、「否認こそが依存症からの回復のはじまり」といえるのかもしれない。

「松葉杖」としてのアルコール

否認は人の腰を重くする。だから、アルコール依存症患者は、酒を買いに行くのにはどんな遠方までも千鳥足で出かけていくくせに、酒をやめることに関しては、「動かざること山のごとし」と形容したくなるほどの億劫さを示すのだ。あるいは、なんとかして酒をやめる以外の方法で事態を打開できないかと試行錯誤を重ねては、失敗を繰り返す。たとえば、ウイスキーはやめてビールだけにする。あるいは、焼酎の瓶にマジックで目盛り線を引いて一日あたりの飲酒量を決めてみる。

しかし、そこまでして彼らが変化を躊躇するのには、否認以外にもわけがある。多くの患者において、飲酒量が増える時期は、現実生活のなかでなんらかの困難な状況と戦っていたり、なんらかの苦痛を抱えていたりする時期――多忙な仕事、家計の責任者としてのプレッシャー、身体疾患の疼痛、不規則な勤務、不眠や不安など――と重なっている。そして、少なくとも一時的には、アルコールにより仕事や社会的活動で一定の成功をおさめているのだ。その意味では、アルコールは困難を切り抜け、自分のパフォーマンスを短期的に維持するのに有効だった可能性がある。

それだけではない。彼らにとってアルコールとは、その人が長年抱えていたコンプレックスや生きづらさを解消したり、弱点を補ってくれたりする特効薬でもある（うつ状態や不安、落ち着きのなさの改善、あるいは、自尊心や社交性の向上など）。その意味では、自己治療的な意図から物質を使用してきたとも解釈できる。

要するに、アルコールは彼らの生きづらさを補い、助けてくれる「松葉杖」として機能してきたのだ。したがって、依存症が再発しやすいのは、何の代替物もないのに、断酒によって「松葉杖」を手放して生きることを強いられるからと考えることもできる。事実、相当に重篤なアルコール依存症患者でも、「もう酒はやめた」などと宣言し、数日間、いや数時間だけひそかな断酒を試みているものなのだ。その意味では、彼らは何度も手放しかけては、怖くなって慌ててつかみ直すといったことを繰り返しているのである。

手放すには勇気がいる

たしかに、「松葉杖」を手放すのには大変な勇気が必要だ。

私自身、身をもってそれを実感したことがある。実は、数年前、私はひそかに禁煙を試みたことがある。一週間の海外出張に合わせて、手持ちの煙草とライター、それからあらゆる灰皿を処分して海外へと渡航した。その一週間はいっさい喫煙することなく過ごすことができた。意外にも、煙草に対する渇望も感じないですんだ。

ところが、帰国後、私はあっさりと再発した。空港からの帰路、帰宅する前に私は、Eメールや郵便物の確認のために職場に立ち寄った。パソコンを立ちあげると、たくさんのメールが届いていた。なんと二時間も要してそれに返信した。その後、すでに締め切りを過ぎたごく短い分量の原稿があることを思い出した。すぐに書ける内容と判断し、出張から戻ってからやろうと確信犯的に先送りにした仕事だった。

「よし、これを片づけてから帰ろう」と考え、すぐに着手した。だが、書けなかった。二時間粘ったが、脳内は人気のない冬の海岸のように静まりかえり、まったく文章が思い浮かばないのだ。

気分転換がてら、私は研究室を出て近所のコンビニに行った。そして、どういうわけか、店に入るなり私の足はまっすぐにレジへと向かい、躊躇なく煙草とライターを購入すると、すぐさま店先の喫煙所で一服したのだ。劇的な効果だった。たちまち脳が冴えわたり、全身にエネルギーが染みわたるのを感じた。現に私は、その後わずか三〇分で原稿を書きあげることができた。

このとき感じたのは、パラグラフ一つ書くごとの一服は、私にとって大切な「松葉杖」なのかもしれないということであった。同時に自分の脳内で、ある二者択一問題が急に膨張し、私を圧倒してきた――「論文執筆を永遠に諦めるか、それとも、ささやかな健康をとるか」。私は研究所に勤務する研究者である。論文執筆を手放したあとの自分ってどうなるんだ?――そのみえない未来にいまはとうてい耐えられない、と感じた。

その日私は、当面は禁煙しないと決意をかためたのだ。

「サヨナラCOLOR」

依存症患者の嘘と手放すことへの怖れ。しかし、診察室に来ているという事実は、患者が決して「このままでよい」と心底思っているわけではないことの表れである。こうしたことがわかってくると、依存症という病気の「人間くささ」を痛感するとともに、依存症臨床がとてもエキサイティングな現場だと感じるようになる。その段階にいたった精神科医は、もはや患者の嘘にいちいち目くじらを立てなくなる。明らかに酔っている患者が「飲んでないです」と言えば、「あ、そう」と昭和天皇のような相槌で流すだろう。

それから、患者に変な説教をすることも、誇張した害の話で患者を脅すこともやめるだろう。そんなことで人は変わらない。むしろ、「やめたほうがいいのはわかっているけど、手放すことの難しさ」という両価性に共感しつつ、患者が抱える矛盾を不思議がって見せるだろう。そのような面接を重ねながら、患者のなかで手放す勇気が高まるのを待つ。経験から自然発生した、自己流の動機づけ面接だ。

「そうそう、そういったやりとりが依存症臨床の真骨頂だよね」。あるとき私はそんな話で、依存症を専門とする精神科医仲間と盛りあがっていた（ま、よりによって酒の席というのが、依存症専門医としていささか恥ずかしいが）。すると、仲間のひとりが「そういった治療者の態度って、まさにこの曲の世界だよね」と言いだし、マイクを片手にカラオケで熱唱した曲が、SUPER BUTTER DOG の「サヨナラ COLOR」（作詞・作曲：永積タカシ）だったのだ。

そこから旅立つことは
とても力がいるよ
波風たてられること
きらう人　ばかりで

でも　君はそれでいいの？
楽がしたかっただけなの？
僕をだましてもいいけど
自分はもう　だまさないで

サヨナラから　はじまることが
たくさん　あるんだよ
本当のことが　見えてるなら
その思いを　僕に見せて

私は、カラオケのモニターに映し出される歌詞を目で追いながら、ただただ唸るばかりであった。というのも、この歌詞のなかには、熟練の依存症専門医の面接テク、そのエッセンスが歌い込まれているからだ。

まず、「そこから旅立つことは／とても力がいるよ」というフレーズで、患者の躊躇や抵抗に共感を示す。さらに、「波風たてられること／きらう人　ばかりで」という言葉で、「躊躇は当然のことだよね、普通そうだよね」と患者の抵抗に重ねて同調の意を示し、両価性の天秤に揺さぶりをかけるわけだ。動機づけ面接の言葉では「抵抗を手玉にとる」というかもしれないが、私の感覚では、合気道の「身体崩し」といったほうがしっくりくる。

そのように患者のこころの重心をぐらつかせたあとに、「でも」という逆説の接続詞に導かれて、「君はそれでいいの？／楽がしたかっただけなの？」と語りかける。変化を躊躇しながらも、なぜかこの治療の場にいるという矛盾。それを、「いやはや不思議だねえ」ととぼけた調子で、しかしチクリと指摘する感じである。

そのあとに畳みかけられるのが、依存症専門医ならではの殺し文句だ。「僕をだましてもいいけど／自分はもう　だまさないで」。この言葉ほど、みずからの問題を否認する依存症患者のこころにグサリと突き刺さるものはないだろう。「おまえは依存症なんだよ」と、口角泡を飛ばしての説教なんかより、数十倍、数百倍の威力がある気がする。

患者をグサリとやっただけで終わりにはしない優しさも大切だ。患者が手放すことを怖れるのは、手放したあとの自分のイメージがみえないからである。たとえば、これまでの人生、酒の場で友を増やし、酒の力を借りて妻を口説いて結婚し、酒の力で得意先との商談をまとめ、仕事の疲れを癒すとともに明日への活力を得てきたわけである。たとえそののちに酒で友や妻、仕事を失ったにしても、ほかの生き方を知らないのだ。いざ手放すと決意しても、やはりまだ揺れる気持ちはあるのが普通だろう。

そこで、「サヨナラから　はじまることが／たくさん　あるんだよ」と諭すような言葉である。この言葉には、たくさんの依存症の回復を見守ってきた依存症専門医の優しいまなざしと、「あなたにもできるよ」という穏やかな励ましが込められている感じがする。

さらに続けて、「本当のことが　見えてるなら／その思いを　僕に見せて」。これは、継続的な通院の指示とともに、「あなたと二人三脚でやっていくよ」という主治医の意志のようにも感じられる。

この歌詞を紹介してくれた仲間の歌唱力はさておき、私たちはみな、この歌詞にすっかり感心した。「アルコール依存症関連学会の懇親会で歌ったら盛りあがるぞ」とか、「断酒会の大会で歌っても感涙ものだよ」などと、口々に勝手なことを言いながら、その夜の宴はますますの盛りあがりを見せたのであった。

サヨナラからはじまること

その後、私は、YouTubeで本物の「サヨナラCOLOR」の動画を確認した。すごくよい曲だ。なんといってもボーカルの永積タカシの声質がいい。SUPER BUTTER DOG時代のオリジナルバージョンもよいが、個人的には、永積タカシがひとりユニット「ハナレグミ」として、いまは亡き忌野清志郎とデュエットしたバージョンが一番好きだ。何かこう、じんとこころに響く。ちなみに、今回の執筆にあたって、この曲に触発された竹中直人監督の映画『サヨナラCOLOR』も観てみたが、こちらは「?」という感じであった。

それにしても、この原稿を書くのに、私はいったい何本の煙草を吸ったであろうか。職場で「あともう一つパラグラフを書いたら……」と自分を励ましながら執筆したからといって、原稿が進まないことはいくらでもある。しかし、原稿が進まないと、勝手な自分ルールのせいで「阿片窟」に行けず、その結果、ニコチンの血中濃度低下によりイライラして、ますます原稿がはかどらない。悪循環だ。

こうした状況に陥ったとき、私には決まって脳内で増殖する変な考えがある。それは、「好きなだけ喫煙しながら原稿を書ける場所があれば、こんな原稿すぐに片づくのに」というものだ。今回も何度となくその考えが脳裏を駆けめぐった。いや正直にいおう。実は今回、あるカフェの喫煙席にモバイルパソコンを持ち込み、そこでも執筆を試みた。しかし、原稿はまったくはかどらず、いたずらに煙草を吹かしながらネットサーフィンにハマるという、実に不毛な数時間を過ごしてしまった。

わかっている。「禁煙したら書けなくなる」というのは、煙草を手放すのが怖くて、自分に嘘をついているだけなのだ。もしかすると私こそが、まずは「サヨナラから」はじめなくてはならないのかもしれない。もちろん、いまはまだ決めかねているが。

謝辞
本章執筆にあたっては、くどうまさしげ診療所院長・工藤将茂先生に重要なご示唆をいただきました。この場を借りて深謝申し上げます。

井上祐紀

INOUE, Yuki

井上祐紀

あばれはっちゃくの生きづらさ「タンゴむりすんな！」

あばれはっちゃく、なぜタンゴ？

今回取り上げる曲は、テレビ朝日系列テレビドラマ『俺はあばれはっちゃく』シリーズ（一九七九～一九八五年）のオープニングテーマ、「タンゴむりすんな！」（歌：堀江美都子、作詞：山中恒、作曲：渡辺岳夫）である。正義感が強いがドジであわてん坊なガキ大将・桜間長太郎というキャラクターが多くの視聴者の支持を集め、「あばれはっちゃく」シリーズは六年八ヵ月に及ぶ長期にわたって放映された。

このテレビドラマの原作『あばれはっちゃく』は、読売少年少女新聞に連載（一九七〇年六月～一九七二年三月）されている。桜間長太郎が学校・家庭でのさまざまな問題を解決していくさまが、山中氏の躍動感あふれる文体で痛快に描かれている。すべてのエピソードは「……作戦」（テレビドラマでは「……○ヒ大作戦」）という表題が冠されており、長太郎がずる賢い大人たちにひと泡吹かせるためのさまざまな「作戦」を次から次へと編み出していく。テレビドラマでは、長太郎が問題解決に行きづまるとおもむろに逆立ちし、顔を真っ赤にしながら「ひらめけ〜、ひらめけ〜」と呪文のように唱える姿が放映されていたことが懐かしく思い出されるだろう。

「タンゴむりすんな！」はアニメソングの女王とも言うべき声優・歌手の堀江美都子が歌う五〇秒あまりの楽曲（実際の放送では一番の歌詞のみオンエアされている）である。古い時代劇のサウンドトラックを彷彿とさせるようなテンションコードで始まる、あのイントロを聞くだけで、筆者は当時小学生だったあの頃にタイムスリップするのである。堀江美都子のアニメソング歌手としてのデビューが一九六九年（「紅三四郎」のテーマ曲）、あの「キャンディ・キャンディ」のテーマソングで一躍スターダムにのしあがるのが一九七七年であり、まさに破竹の勢いの時期である。

表題にもあるように、基本リズムはタンゴ。キーはAマイナーで、あの夕暮れ時の放映に哀愁漂うメロディラインがぴったりはまる。エネルギーあふれる破天荒な小学五年生・桜間長太郎のイメージと、型にはまったタンゴのリズムはいかにもミスマッチなように思える。しかし、この曲がカチッとしたタテノリの少し堅苦しいリズムフィールで構成されているのにはなんらかの理由がありそうだ。少なくとも聴き手に開放的な印象を与えるロック系・ポップス系のグルーヴではまずい。

むりすんな　むりすんな
よばれたら「ハイ」　おへんじ
むりすんな　むりすんな
ぼくはかしこいよい子です
けんかはしません　いじわるもしません
みんなとなかよく　すすんでします

なんちゃって　なんちゃって
その気もないのに　むりすんな
あばれはっちゃく　はなつまみ
おいらは　はなの　おちこぼれ

桜間長太郎の生きづらさとストレングス

このドラマの視聴者は、観ているうちに完全に長太郎サイドに引き込まれるため、周囲の大人からすれば傍若無人な彼の振る舞いも、実に心地よく受け止めてしまう。だからこそ、このドラマシリーズが長期にわたって放映され、支持されてきたのであろう。長太郎はあたかも、視聴者の内にくすぶってきたかつての大人への攻撃性を代わりに解放してくれる頼もしい存在であるかのようだ。

実際、原作およびこの曲の作詞を手がけた山中恒氏が単行本化された『あばれはっちゃく』(理論社、一九九六年)のなかで『あばれはっちゃく』がみなさんがたのなかにもいると思います」と記述しているように、このドラマはすべての子どもたちが生来蓄えてきた攻撃性がいかんなく発揮されるための安全な枠組みを提供しているようである。

一方、長太郎は看過できないレベルの生きづらさをも同時に抱えてきた。作品の中には、長太郎が学童期だけでなく、乳幼児期から高い衝動性を有していたと思われるような行動についての記述がある。「口の左のはしに小さなやけどのあとがある。生まれて半年、はいはいし始めたころに、火のついたカとり線香をしゃぶったあとだそうである」「幼稚園のときにかわい子ちゃんに『つむじが三つある子とは遊ばない』といわれて、ほうちょうでひとつとろうとしたあとだということだ」などと、原作の記述の中にもいくつか衝動的な特性の存在を示唆するものがある。

さらに、学習課題への取り組みは決して良好とは言えず、成績表は「1」のオンパレード。五年生の夏休みに姉と近所の高校生にみっちりと学習の個人指導を受けざるを得ない状況に追い込まれた時期があり、このときばかりは短期的に成績が改善したというエピソードがあるのだが。

あばれはっちゃく　はなつまみ
おいらは　はなの　おちこぼれ

長太郎は欲深くて身勝手な大人たちを敵に回して容赦なく暴れまわるが、彼の攻撃性が弱き者に向かうことはない。それでも、思春期の入り口にいる長太郎が獲得しつつあるアイデンティティには、どうしても大人たちとの摩擦や、課題達成度の低さが影を落とす。

むりすんな　むりすんな
ぼくはかしこいよい子です

悲しいかな、多くの大人に受け入れられるために必要な十分な演技力を彼は持ち合わせていない。自分のこころに嘘をついて身勝手な大人に沿うという〝社会的スキル〟が欠けているというむきもあるだろう。それでも長太郎は、多数派の子どもたちが無難に穏やかな生活を送っていることを横目でチラリと眺めては「生きやすさ」への憧憬を抱くのである。これこそが、桜間長太郎の「生きづらさ」そのものであろう。

ほとばしるようなエネルギーと衝動性を持ち合わせながら成長する長太郎にとって、学校や地域では彼にとって不快極まりない枠組みばかりが覆いかぶさってくるように感じたのではないか。そのように考えると、「タンゴむりすんな!」の、タテノリのタンゴグルーヴは長太郎をとりまく世間の暗黙の息苦しさを連想させる効果があるともいえる。もっとも、この世間の枠組みというのは、大多数の子どもたちにとっては乗り越えられないものでなく、長太郎が長太郎であるがゆえに苦しさを抱えるという部分もある。それだけに、子どもをとりまく枠組みから外れがちな子どもは、彼らがどうして生きづらいのか、大人に理解してもらうことが難しい。

長太郎の生きづらさは、なにも衝動性に由来するものばかりではない。この物語に描写される大人たちのキャラクターがかなり〝濃く〟、欲深くて子どもを搾取するような行動に出る典型的悪役(子どもに余計な物を買わせたり、子どもから小銭を巻きあげたりする駄菓子屋のばあちゃんなど)が多いという特徴を加味しても、長太郎の大人への怒りの発火頻度は非常に高い。これは、彼が些細なことで怒ってばかりいるという意味ではない。彼は人間(大人)が普段は表に出さないように隠している利己性やコントロール願望の存在を見抜きやすいため、大人たちと〝よそいきの顔〟で無難に向き合うことがほとんど不可能なのではないだろうか。

それでも、長太郎は自分自身を嫌いになったり、追い込んだりせずに生き生きと暮らしている。長太郎は、彼自身の内外に存在するさまざまな強み(ストレングス)に恵まれているのである。

江戸っ子気質、酒好きで短気な長太郎の父親は、怒りだすと手当たり次第に物を投げてくるなど一見乱暴な特性をもつようにも見受けられるが、長太郎の母親や姉などの女性の家族構成員にはめっぽう弱い。短気だが仕事はまじめ、女性の言うことをよく聞く男性というモデルは、長太郎が育つうえでとても重要な効果をもつはずだ。

もちろん、母親自身も息子（と夫）のよき理解者としての懐の深さを持ち合わせているが、自分の言うことをなんでも聞いてくれる夫に恵まれ、夫婦間でひどくストレスをため込まずにすんでいることも、彼女が安定的に子どもに接することが可能であった理由の一つであろう。長太郎の両親はこのようなバランスの中で比較的安定した夫婦関係を維持していたのではないだろうか。

長太郎の内的なストレングスは、自分を嫌にならないことである。自分が決して容姿端麗ではなく、学力もそうたいしたものではないことを十分認識しながらも、自分のもつ力を信じている。そして、なんらかのストレスがかかって「よい子であること」というアイデンティティへのぐらつきを生じたときに、必ず合理的な思考が出現して「どうせ、俺なんか」と自己否定に走ることを食い止めている。

なんちゃって　なんちゃって
その気もないのに　むりすんな

これこそ長太郎の最も強力なストレングス。「タンゴむりすんな！」の楽曲の中で最高のインパクトを与えているフレーズである。自分が、自分であるがゆえに、現状の環境で行きづまったときほど切ないものはない。しかも、自分以外の大多数の子どもが器用にやりくりできているることであればなおさらだ。それでも、現状の自分を守ってくれる言葉は子どもに力を与えてくれる。こんなことを言うと、まじめな方々にお叱りを受けるのだが、学校で課せられる課題のうち、自分の気分を落ち込ませてまでこだわって取り組むべきものなんてほとんどないのだ。自分を追い込まないことに高い優先順位を与えれば、他人を追い込むこともない。「むりすんな！」は、なんて力強い言葉だろうか。

ＡＤＨＤをもつ子どもへの応援歌としての「タンゴむりすんな！」

筆者は、桜間長太郎がＡＤＨＤ（注意欠如多動性障害）の操作的診断基準に当てはまるとか、そんなつまらない議論をしようとしているわけではない。ただ、桜間長太郎のもつ生きづらさや、「生きやすさ」への憧憬は、ＡＤＨＤをもつ子どもたちが抱いているそれにもずいぶん近いような気がしている。子ども自身のＡＤＨＤ特性と環境から与えられる枠組みの間に発せられる摩擦熱のような葛藤は、子どもの自尊心を焼き尽くしかねないほどの威力をもっており、大人たちに突っ張った態度を見せながらも、日々の生活に人知れず葛藤を抱えている子どもが多いからだ（残念ながら、ほとんどの子どもがそのように評価されていないが）。

だからこそ、「タンゴむりすんな！」をＡＤＨＤをもつ子どもたちの応援歌にしたい。子どもたちが抱えている問題の多くは、今は無理をしなくてもよいことばかりなのだ。新しいスキルを覚えれば、いくつかの問題を乗り越えられるだろうし、薬物療法は子どもの症状を軽減してくれるかもしれない。しかし、それでも残る問題が必ずある。そのときこそ、今は「むりすんな！」と言いたい。

問題行動を呈する子どもたちへの新しい介入法であるCollaborative Problem Solving（CPS）を開発したロス・W・グリーン先生は、問題行動を三つのカテゴリーに分類し、そのそれぞれへの対応（プラン）を考案することを推奨している[01]。そのカテゴリーは、①危険な行動への緊急的な介入（プランA）、②対象となる子どもの足りないスキルを同定し、どのような場面で問題が起こりやすいかを特定し、子どもとの協力的な関係のなかで解決策を見出すこと（プランB）、そして③優先順位の高い活動に集中させるため、比較的些細な問題行動をすぐに解決するということを先延ばしすること（プランC）の三つである。まさに「むりすんな！」はこのプランCに相当する。誤解のないように言っておくと、プランCは未来永劫その課題を諦めてしまうことではない。より効率的に成長させるために「今は無理をさせない」課題を設けることである。

ADHDなどの行動の問題を呈する子どものケースについて教育関係者にプランCを提案する場合があるが、このプランCを実行に移すことに抵抗を感じやすいというご意見をしばしば頂戴する。どうも「ほかの子どもに示しがつかない」という懸念が生じやすいようである。このように、どうしても大人たちは「もう○年生にもなって」「お兄さんなんだから」などという固定化された枠組みを用いて子どもが振る舞うべき行動の基準を決定しがちだ。

思春期のケースで教師に対する暴力が大きな問題となっている場合などに、感情の揺らぎを感じた際に信用できる教師を探して状況を報告するためのスキルの習得に集中しようというプランBを立てることがある。しかし、実際には教師に対する従順とは言えない言葉づかいについて厳しく指導されてしまい、これがもとで教師への暴力が再発したため教師数名で取り押さえた、などという悪循環が形成される場合が少なくない。このような場合でも、対象となる子どもが教師に向かって暴言を吐いてしまったときに、「むりすんな！　これは今取り組むべき課題（プランB）ではない」と大人の側が考えを切り替えてくれていれば、まったく異なる結果が得られたかもしれない。「むりすんな！」は、対応の難しい子どもに向き合う大人の緊張感をも和らげる可能性がある。

ＡＤＨＤの主要な特性であるAttention-DeficitとHyperactivityが遺伝的・脳科学的な基盤をもつ行動特性であることは言うまでもないが、四文字目のＤ（Disorder）がつくと診断されるかどうかは、本人の「ＡＤＨＤ症状」と環境からの期待との間に埋められないミスマッチが生じるかどうか（ＤＳＭ‐５のＤ基準「社会的、学業的、または職業的機能を損なわせているまたはその質を低下させているという明確な証拠がある」にあたる。これが当てはまらなければ、ＡＤＨＤ症状そのものを有していてもＡＤＨＤとは診断されない）にかかっている。

実際、高名なＡＤＨＤ研究者であるソヌガ・バークも自身の論文の中で、ＡＤＨＤの報酬系機能が文化的背景と両親からの反応によっておおいに影響を受ける、と記載しており、

ＡＤＨＤの生物学的基盤自体が環境の影響を受けやすいことを示唆している[02]。子どもがいくらかの問題行動やＡＤＨＤ症状を呈していても、「今最も育てたいスキル」にしっかりと焦点を絞り、それ以外の問題点については「今はむりすんな！」という枠組みを設けることで、ＡＤＨＤの診断閾値も変動する可能性があると考えている。

当然ながら、ＡＤＨＤの薬物療法においても「むりすんな！」の枠組みは重要である。親の期待に応えるために、先生に怒られないためだけに、ＡＤＨＤ治療薬を服用するなどというのは、そもそも本人の支援になっていない。本人が〝その気〟になっている問題解決（学習や対人関係における葛藤について）の一助として勧められるべきものである。周囲にとって不都合な行動をとらないことだけをアウトカムとして治療した場合、子どもとの治療関係は思春期を境に大きく崩れるだろう。

実際、ＡＤＨＤの最大の臨床研究であるＭＴＡ研究のフォローアップ研究では、治療研究期間終了後八年の段階で、約六〇％以上の子どもが治療薬内服を中断していたそうである[03]。この研究論文の著者たちも、思春期がＡＤＨＤ治療のアドヒアランスを維持するうえで非常に困難な時期であると示唆している。この時期を乗り切るためにも、子どもと支援者が協力的な治療関係を構築できているかどうかが問われている。

なんちゃって　なんちゃって
その気もないのに　むりすんな

子どもの生きづらさに共感し、それまで子どもがどのような努力を払ってきたのかを認め、子どもの隠された願望を明らかにすることなど、子どもとの面接でいくつものステップを踏んで、子どもを〝その気〟にさせる動機づけができるかどうかが、初期のＡＤＨＤ治療・支援の勝負どころである。ＡＤＨＤをもつ子どもにかかわる臨床家のみなさんには、この一曲「タンゴむりすんな！」を応援歌にして子どもに向き合ってみてほしい。案外、のびやかに支援が展開できるのではないかと考えるが、いかがだろうか。

参考文献

[01] ロス・W・グリーン（井上祐紀、竹村文訳）『教師と親のための 子どもの問題行動を解決する3ステップ』日本評論社、二〇一三年

[02] Sonuga-Barke, E.J.: Psychological heterogeneity in AD/HD--a dual pathway model of behaviour and cognition. Behav Brain Res 130: 29-36, 2002.

[03] Molina, B.S., Hinshaw, S.P., Swanson, J.M. et al.: The MTA at 8 years: prospective follow–up of children treated for combined–type ADHD in a multisite study. J Am Acad Child Adolesc Psychiatry 48: 484-500, 2009.

こころの安全基地としての TM NETWORK「Get Wild」

TM NETWORKとの出会い

一九八八年二月一三日午後、当時中学三年生として県立高校入試を目前に控えていた筆者・井上少年は、地元の量販店で買ったばかりのジャケットのポケットに手を突っ込んだまま、雪道を歩いていた。目指す先は塾でも予備校でもなく、当時市内で大きな音楽ホールを有していた福井市文化会館。当時まさに爆発的なヒット曲「Get Wild」(一九八七年、作詞:小室みつ子、作曲:小室哲哉)を発売したばかりの小室哲哉率いるTM NETWORKの福井公演が、まさに開かれようとしていたのだ。

当時の井上少年は、すでに冨田勲や喜太郎などのコンピュータミュージックに感化され、授業が終わっても同級生とはほとんど交流せず、夜中まで自室にこもってYAMAHAの小さなデジタルシンセサイザー（二年分のお小遣いを貯めて購入した）を演奏するという生活をしていた。同級生に冨田勲と言っても誰もわかってくれなかったが、TM NETWORKの小室哲哉と同じメーカーのシンセサイザーを持ってるんだぜ、と言うと、クラスの女子たちがキャーキャー言ってくれる……TM NETWORKとは、そんないけすかない井上少年にとって重要なアイデンティティそのものだったのである。

開場前の一五時頃から並び、当日券を手に入れる。あたりが暗くなる頃には、髪を腰まで伸ばしたOL風の女性たちが多く会場周辺に集結していた。そして、いよいよ開場。会場は一つの空席もなく満員御礼。照明が落とされると、緞帳前に張られた巨大スクリーンに六人のバンドメンバー（TM NETWORKの三人、サポートミュージシャン三人。サポートギタリストはのちにB'zを結成する松本孝弘であった）がステージ上に立っている映像が映し出される。もうこの瞬間、観客は総立ちである。

一曲目のコンピュータにコントロールされた無機質なイントロが四小節流れたところで緞帳とスクリーンがあがり、三次元のTM NETWORKが出現するという演出である。TM NETWORKの演奏は完全にコンピュータにプログラミングされた音を中心に構成されており、ドラムスを担当するミュージシャンはコンピュータから発せられるクリック音にテンポを合わせて叩くのである。無機質にシークエンスされたサウンドと、目の前のドラムス・ベース・ギターなどの生楽器がシンクロしながら演奏が進んでいく。まだ中学生だった井上少年は、見たことのない新しいステージングにすっかり興奮していた。

ライブの終盤、ついに「Get Wild」のイントロが流れた。普段クラスメイトとほとんど話すこともなかった井上少年は、拳をふりあげて叫んでいた。

Get chance and luck
君だけが　守れるものがどこかにあるさ
Get chance and luck
ひとりでも　傷ついた夢をとりもどすよ

子ども期の小室哲哉と音楽

ひとりっ子として育った小室は、非常に恵まれた音楽環境で教育を受けており、幼稚園に入る前の三歳からバイオリンを習い始めている。週に一度の朝のレッスンが終わると、タクシーで幼稚園まで一人で移動し、タクシーを降りてから園の玄関までほかの園児たちに見られながら登園するのが週に一度の楽しみだったという［01］。幼児期の小室の生活には、こうした「特別感」が漂っていたようである。そして、小学四年で始めたエレクトーンが小室の才能を開花させ、あっという間にさまざまなコードを使いこなせるようになったという。しかし、小室はのちに自身の子ども期について「中学時代の僕は、おとなしいというより、むしろ暗い少年だった」と振り返っている[02]。子ども同士の会話の中で饒舌になれるのは、シンセサイザー音楽についての話題くらいであったようだ。また、自身について「音楽をとったら、他には何も残らない抜け殻になってしまう者」とも表現している[02]。

早稲田実業高校入学時点での体格が身長一五五cm程度、体重四〇kg程度。色白で当時から髪が長かった小室は、入学時の自己紹介で「ボクの持っているフェンダーのギターを誰か買ってくれませんか」と、普通なら高校生が持ちえないような高価な楽器の話をしたという[01]。この時点で相当の悪印象をクラスメイトに与えていてもおかしくないのだが、小室はいじめられっ子になることはなかったようだ。むしろ、町の喫茶店で予備校生に喧嘩を吹っかけられた際には、クラスメイトたちが小室を守るべく、その予備校生とにらみ合うというエピソードまであった。しかし当の小室本人は、当時付き合っていたガールフレンドが彼らの近くを偶然通りがかるのを見つけると、クラスメイトたちが予備校生とにらみ合っている現場からそそくさと立ち去ってしまったという。またあるときは、新しいシンセサイザーを購入するために、母親が買ってくれたエレクトーンを突然売り払ってしまった。

こうして小室はしばしばマイペースに振る舞い、のちにプロミュージシャンとして活躍するようになってからも、「友人の結婚式に出る」と言って演奏中だったステージを中断し、そそくさと楽器を片づけてコンサート途中で帰ってしまうという自己中心性の高い行動をとるところもあったようだ［01］。

It's your dream or my dream or somebody's dream
何も　こわくはない

TM NETWORKがもたらしたもの

小室哲哉率いるTM NETWORKが表舞台に出たことで、全国の「草食系」男子ミュージシャンがにわかに活気づいたことは間違いない。小室哲哉を強力にバックアップするYAMAHAは、次々と初心者向けのキーボードを発売しては小室にステージで使用させ、全国のファンがそのキーボードを購入した。ともかく、ロックバンドの中ではいつもステージのうしろのほうでこっそりと演奏していた鍵盤楽器奏者にスポットが当たるということは、それまではありえないことだったのだ。さらに小室は、ステージ上では小柄な身体を大きく使い、鍵盤を高音部から低音部にグリッサンドして音を出すときにはそのまま身体を回転させて元の姿勢に戻るというアクロバティックな鍵盤奏法（?）まで編み出していた。井上少年には、これがたまらなくカッコよく映ったものである。

小室が使用していた機材・最先端のテクノロジーも大きな魅力であった。一〇台以上のシンセサイザーやコンピュータを要塞のように並べ、次々と演奏するさまは、まさに「基地」そのものであったし、あの壁のような機材に囲まれることは、ある種の絶対的な安心感さえ抱かせたのかもしれない。重層的にシンセサイザーと機材に囲まれ、性格的にも温厚なバンドメンバーに恵まれて結成されたTM NETWORKは、小室にとって「安全基地」としての機能も果たしていたのかもしれない。実際、小室はこの「安全基地」を地盤としてさまざまな音楽的手法を「探索」し、数多くのヒット曲を生み出すことになる。

ちょうど小室がTM NETWORKで頭角を現した時期というのは、シンセサイザーの音源の仕組みに革命的な変化が起き、環境音や楽器音をサンプリングした音源を用いて演奏するという技術が完成し、コンピュータを用いて複数のリズムトラックや楽器音色をコントロールして創造される、いわゆる「打ち込み系」音楽のテクノロジーの全盛期に当たる。楽器メーカー側にもそのテクノロジーを小室とタイアップで売り出すという産〝楽〟共同のムーブメントがあり、さまざまなヒット曲の原動力となっていたことは間違いない。しかし、逆に言えば、小室の音楽の中で、電子楽器テクノロジーの「目新しさ」が音楽を作るうえでの必須条件になりつつあったことは、のちに彼の創作活動を行きづまらせる伏線にもなっていた。

It's your dream or my dream or somebody's dream

きっと　強くなれる

当時の井上少年にとっては、TM NETWORKの数ある楽曲の中でもラブソング的な歌詞はどうもあまりピンとこなかったのを覚えている。むしろ本章で紹介する「Get Wild」のように、歌い手の自己価値についての葛藤がつづられているような楽曲に惹かれたものである。自信がなくて、多少の傷つきを抱えた少年の、思春期に思い描いた理想的な自分と自己価値の揺らぎを歌詞に乗せ、目新しいコンピュータミュージックを核としたメカニックなサウンドを基調にしたアレンジにまとめられている。これが当時「強くなりたくて仕方がなかった草食系男子」のこころをつかんだわけだ。

プロデューサーとしての小室哲哉と自己愛の暴走

TM NETWORKが次々とヒット曲を生み出す一方で、小室は徐々にTM NETWORKのファン層が一定以上に拡大しないことに危機感を抱いていたようだ。CDを出せば、必ず売れる。しかし、小室が渡辺美里に提供した「My Revolution」のような大ヒットにはつながらない。しかも、TM NETWORKのサポートメンバーだった松本孝弘が結成したB'zが大ヒットを飛ばすようになる。小室とは対照的なバリバリのギターサウンドを基調としたB'zは、徐々に日本の音楽シーンを席巻していった。そして、さまざまなアーティストが「打ち込み系」のサウンドを作品に取り入れることは珍しいことではなくなったため、テクノロジーの目新しさだけでは聴衆の目を引きにくくなっていたのも事実である。
「音楽をやっていない僕は誰も必要としてくれない……自分は音楽を作ることで存在価値が得られる」小室はこうした思いを年々強くしていたようだ[02]。稀代のヒットメーカーも、私生活では相当強い見捨てられ抑うつの中にいたのだろうか。

アスファルト　タイヤを切りつけながら
暗闇走りぬける
チープなスリルに身をまかせても
明日におびえていたよ

安定したファン層をつかんでいたTM NETWORKという枠組み自体が小室にとっては物足りなくなる。変わり続けていない自分はいずれ必要とされなくなる……そんな思いがますます自己価値をぐらつかせていたかもしれない。さらに、小室は自分がみずからキーボードを弾いてバンドサウンドを追求することに情熱をそそぐよりも、当時盛りあがりつつあったヨーロッパのダンスミュージックへの観測を強めていた。当時の井上少年は、こうして方向性を見失ったように見えたTM NETWORKの音楽が徐々に過去のものになっていくような感覚にみまわれていた。
TM NETWORKは一九九一年には「TMN」と名称変更し、ギターサウンドを前面に押し出したハードロックテイストなアレンジで新しいスタイルを模索するも、一九九四年で活動停止となる（それ以降もごく短期間の再結成はあったが、メンバー三人でのまとまった活動としてはこの時期でいったん区切りになっている）。小室はついにTM NETWORKという「安全基地」を破壊して、電子楽器に囲まれて演奏する鍵盤楽器奏者としてのアイデンティティもかなぐり捨て、一人のプロデューサーとして究極のヒット曲を生み出し続ける道を選択したのである。小室は安定を捨て、変化し続けようとする道を選んでしまった。

Get wild and tough この街で　やさしさに甘えていたくはない

実際、ＴＭＮ解散後に彼がプロデュースしたグループ・歌手は次々とヒットを飛ばすことに成功したが、この時代の楽曲については井上少年も完全に興味を失っていたので、ここでは多くを語るつもりはない。むしろ、この時期のことを小室自身がどう振り返っているのかに興味がある。

小室は自身の著書の中で「Ｊポップが幼児性を強めてしまった原因の一端は、僕にある」「僕に限っていうと、当時は、いかに簡単な表現にするか、いかに伝わる速度を上げるかに囚われていた」[02]と記している。興味深いことに、このわかりやすさを求める風潮の対極にいるバンドとしてMr.Childrenを挙げ、桜井和寿のシンガーとしての類まれな資質について「歌えない僕は、うらやましさはあっても、桜井くんをライバルとは思えない」[02]とほぼ白旗をあげている（小室がボーカルを担当している自身のソロ作品を聴いたことがある方なら、とくにご理解いただけるように思う）。

この頃の小室の自己価値の揺らぎは「自分では止められないあの感じ」「知らず知らずのうちにTOO MUCHになっていく過食症的症状」[02]などのような小室自身の回想からもうかがえる。ここから、TM NETWORKという「安全基地」を失った小室の自己愛は、もはやブレーキのない列車のように暴走し始めるのである。小室の生身の人間としての声、いのち、フィジカルな存在としての自己不信を麻痺させるかのように。

小室はフェラーリを何台も購入し、バリ島に別荘を購入するなど、贅沢三昧な振る舞いが肥大していた。自分の部屋には複数の大型薄型テレビ、ゲーム機や楽器などが溢れており、「子供時代にクリスマスプレゼントで欲しかったものを、大人買いしてしまったような部屋だった。子供の城といっていい」[02]というような生活だったという。表向きのサクセスストーリーとは裏腹に、「ひとりきりになると……自分の声なのか、誰の声なのかわからない声が聞こえていたのだ。『止まるな』『このまま続けろ』……」「それが『生きながらにして死ぬ』ということだ」「当時、精神科医に診てもらっていたら、間違いなく入院させられていただろう」[02]などと小室が回想するように、小室の状態は間違いなく悪化の一途をたどっていた。

そして、あの詐欺事件を起こすにいたる。そして、裁判。奇跡的な執行猶予つきの判決。小室は本当にゼロの状態まで落ちてしまった。

TM NETWORKの復活と「等身大の自己」

犯した罪は償われなければならない。また、許されるものでもない。しかし、小室にもう一度音楽を作らせようという人々の尽力が、執行猶予つきの判決という奇跡的な結果を生んだといっても過言ではないのではないかと思っている。本章では詳述しないが、いったんは袂を分かったレコード会社の社長、音楽関係者、そしてTM NETWORKの元メンバーが事件の解決に向けて奔走した事実は、小室にある重要なことを気づかせてくれたようだ。

小室は、ひとりではなかったのである。高校時代の同級生が高校時代の小室について「守ってやらなくては」と感じたというように、なぜか小室は人を惹きつける。他者とのつながりがあって初めて成果を出すことができていたということに、小室本人が初めて気がついたのだ。

二〇一二年四月二四日、ついに日本武道館でTM NETWORKは復活ライブを敢行する。ライブのネーミングは「incubation period」。四三歳の井上少年は、複雑な気持ちでこのライブの様子をYouTubeで観てみることにした。当直先の病院の医局で、夜中に誰もいない時間を選んだ。まるで昔の恋人にもらった手紙をこっそり読むように。

Get chance and luck
君だけが　守れるものがどこかにあるさ
Get chance and luck

驚いたことに、宇都宮のボーカルが健在で、むしろその歌は技巧的にも音楽的にもよりよいものになっていた。木根の立ち位置は相変わらずで、彼のギターによる器楽的な主張は少なめだが、彼の存在そのものがTM NETWORKという正三角形のバランスをとるために不可欠である理由がようやくわかった。とにかく木根がいてくれると、観ているほうも落ち着くのである。小室は今まで以上にドギツイ化粧をして大袈裟なキーボードパフォーマンスを繰り広げる。こうしたド派手な演出は小室ファン、TM NETWORKファンでなければ受け入れにくい立ち振る舞いかもしれないが、この人は、これでいい。いや、こうあってほしい。シンセサイザーのサウンドのほうは、デジタル的な要素とアナログ的な要素の音源がほどよくミックスされていて、むしろ心地よい。目新しさはなく、やや安定調和的ながらも、ある意味聴衆の期待どおりのパフォーマンスを見せてくれているように感じた。

あれから二四年、結局、強くはなれなかったかもしれない。Wildにも Toughにもなれなかったかもしれない。でも、TM NETWORKという「安全基地」の中にいると、なんだかまた強くなれるような気がする。こうしたケースの回復には、すぐにでも誇大的な自己を手放して「等身大の自分」を目指すべき、という考え方もあるのかもしれないが、多少の自己愛的な自己像でもイメージしていなければやっていけないほどの生きづらさがある可能性だって否定できない。問題は、自己愛の暴走を防いでくれる仲間と活動を活かせるかどうか。その仲間と活動が安全であるかどうか。

小室を四方向から取り囲む壁のように積まれた電子楽器、オリジナルの三人のメンバーという二四年前の風景に戻ったTM NETWORKは、まさに小室が安全に音楽を「探索」できるための場でもある。復活ライブのアレンジ、音色、ハプニングの作り方などに二四年前のあの頃と変わらないものを感じると、井上少年としてはなんだか嬉しい。

極論すると、小室の音楽も、TM NETWORKも、もう変わらなくていいのである。多少、自分大好きでもいいじゃないか？　等身大なんかじゃなくてもいい。「安全基地」があればいいのだ、という気持ちにさせてくれる。

Get chance and luck
君だけが　守れるものをみつけだしたら
Get chance and luck
ひとりでも　傷ついた夢をとりもどすよ

四三歳の井上少年には、「Get Wild」の歌詞が二七年前の福井市文化会館とは少々違ったニュアンスで、いくぶん心地よく響くのである。

参考文献

[01] 神山典士『小室哲哉 深層の美意識』講談社、一九九六年
[02] 小室哲哉『罪と音楽』幻冬舎、二〇〇九年

井上祐紀

トラウマを抱える子どもを支えるオト・コトバ「Something Jobim～光る道～」

――その日の福井も雪が降っていた。その男の子は気持ちが〝わさわさ〟すると家を飛び出しては、路地の片隅にできた小さな雪の盛りあがりを駆けあがり、固められた雪の上に降り積もった新雪に柔らかく覆われているところを選んでは「ググ、ググ」というオトが鳴るように紺色のゴム長靴を踏みしめていた。「ググ、ググ」というオトとゴム長靴を押し返すような感覚はやがて少年の足がどこにあるのか教えてくれるようだった。雪の丘の頂点からあたりの白一色に覆われた商店街の街並みを見回すと、オーケストラのストリングスセクションがチューニングしているようなオトが、「スーッ」とピアニッシモで鳴り続けているような感覚がした。

そして、このオトが聞こえる頃にはその男の子の〝わさわさ〟はどこかに行ってしまっていた。

——その日の福井は秋晴れだった。幼稚園の年長さんだったその男の子は発表会の合唱リハーサルのために講堂のステージ上で一〇〇人の園児たちとともに並んで立っていた。しかし、その子は追い詰められていた。リハーサル前にトイレに行くことを忘れていたのである。終わる気配のないリハーサル。尿意の強度が臨界点を超え、太ももから足首にかけてあたたかいものが流れ始めた。その子はすべてが終わってしまったように感じつつ「ぼくじゃない、ぼくじゃない」と繰り返し叫んでいたが、すでに周囲にいた園児たちはその子に突き刺さるような視線を向けていた。

その日の帰りの会。別室で着替えさせてもらった男の子は机に突っ伏して泣きじゃくっていた。担任の先生が教室に入ってくる。男の子は先生がクラスメイトに向けて言ったコトバを聞いて耳を疑った。

「みなさん、リハーサルお疲れさまでした。今日いちばん頑張ったのは、いのうえくんです。いのうえくんは、リハーサルの間、トイレに行きたくなっていましたが、リハーサルを最後まで続けようとして、一所懸命トイレに行くことを我慢したのです」

その男の子は下を向いたまま、全身の力がじんわり緩むような感覚を覚えていた。

泣かないで　背を向けて　うつむいて

ここにいて　顔をあげて　さあ

冒頭の二つの文章は筆者が五〜六歳くらいの頃の実体験について書かれているが、筆者はこのときに特定の場面と感覚、そして〝オト〟と〝コトバ〟が自分をなだめ、勇気づけてくれるような作用を有していることを学習したようである。今でも、筆者がなんらかの形でストレスを感じたとき、いつもこの〝安全な場所〟を思い出すことで自分をグラウンディングさせることができる。

多くの子どもはなんらかのネガティブな出来事にさらされる体験をしていると思われるが、たいていの場合には周囲の大人たちや仲間たちとのポジティブなつながりにレスキューされながら、子ども自身の身体・感情・思考が〝安全な場所〟を確保できるよう発達していくのではないかと考えている。なんらかのトラウマを抱えてわれわれの臨床現場を訪れる子どもたちの多くは、周囲からのサポートがうまく機能せずに〝安全な場所〟の確保ができていないか、あまりにも凄惨な体験をしたことによって〝安全な場所〟を確保するプロセスがフリーズした状態にあるのかもしれない。

だとすれば、このプロセスを解凍してもう一度活性化することができるオト・コトバを探すことが、子どもの臨床家の重要な仕事の一つになるだろう。

"ナラティブ・ジャズ"の世界

本章で紹介するのは、二〇一四年九月二一日付でDIOSONICレーベルから発売された、ジャズボーカリスト祐生カオルの新譜「Something Jobim ~光る道~」である。

祐生カオルは子どもの頃は吹奏楽部でユーフォニアムを吹いていたが、高校在学中に渡米、ボストンにてジェフリー・レナード氏に師事し、ジャズ理論を学ぶ。帰国後、大学入学時よりジャズピアノを始めている。二三歳で長良川国際ジャズフェスティバルに出演、二五歳で浅草ジャズコンテスト全国決勝大会に進出。大学卒業後にボーカリストに転身し、二九歳で米国ニュージャージー州にて録音したデビューアルバム『ビター・スイート』を発表している。このアルバムでは主にジャズのスタンダードナンバーを中心とした英語の楽曲に取り組んでいて、ジャズ専門情報サイト「Jazz-Page」の選定する「ベストアルバム二〇〇三」一五作品の一つに選ばれている。その後も東京都内を中心にライブ活動を展開していたが、この数年で祐生はジャズナンバーを中心とした英語の楽曲の代わりに、自己のオリジナル曲を日本語歌詞で歌う活動にシフトしていった。

そんな中、祐生が休暇中に訪れた上海のライブハウスで偶然ピアノを弾いていたのが、ニューヨーク出身のピアニスト・作曲家のスティーブ・スウィーティング氏だった。ビル・エヴァンスのような端正なタッチで包み込むようなハーモニーを生み出す彼の楽曲にほれ込んだ祐生はその日のうちに意気投合し、後日、日本国内のスタジオにスティーブを招聘してボーカルとピアノだけによるデュオアルバムを制作することになる。これが今回発表された「Something Jobim～光る道～」である。

楽曲にはすでに英語の曲名がついていたが、祐生はそのタイトルではなく楽曲のメロディとハーモニーにインスパイアされ、オリジナルの日本語歌詞を書きあげていった。サウンドとしてはブラジル系ポップス（MPB：Música Popular Brasileira）に影響されたキャッチーな要素と、祐生自身の音楽キャリアの出発点であるジャズインプロビゼーションの要素が混じり合った仕上がりになっている。

どうにも不思議なCDである。はじめに聴いた印象では、音楽が通りすぎてしまいそうなくらい透明感の高いサウンドに聞こえるのだが、繰り返し聴く中で祐生の歌詞からさまざまなイメージが浮かびあがってくる。祐生が言いたいことが伝わる、というよりは、聴き手の中の物語——ナラティブがおのずと炙り出されるような感覚だ。

実際、祐生はボク、オレ、キミ、アナタなど一人称・二人称代名詞を含んだ歌詞をほとんど書かないという特徴がある。CDを聴いていても、楽曲から祐生自身の主張やメッセージが飛んでくることはほとんどなく、聴き込むほどに聴き手が聴き手自身と向き合うような構図になるのである。ちょっと聴いただけだと、優男の歌う草食系ポップアルバムに聴こえなくもないが、この作品はむしろ聴き手のナラティブ（歌い手自身のストーリーではなく）と二人のプレイヤーのジャズ的な要素が絡み合った〝ナラティブ・ジャズ〟ともいうべき世界を作ろうとしているのかもしれない。

たしかな　コトバと　想いは
つなげる　歴史と　痛みを

祐生カオルの歌詞には、人間の、それも子ども期・青年期のネガティブな体験による〝揺らぎ〟をテーマにする部分が多い。しかし、これは歌い手自身の体験に端を発するとは限らない（歌い手の体験ばかり飛んでくる歌詞は聴いていて苦しいだろう）。聴き手自身のことかもしれないし、聴き手とつながっている人のことかもしれないし、聴き手とは直接かかわりのない世界のどこかにいる他人のことかもしれない。ここでいう「たしかなコトバ」は、どのように回復の助けになるのだろうか。

ネガティブな体験に向き合う

ネガティブな体験が適切に処理されないと、その記憶は鮮明さを保ったまま、繰り返し再体験されることがある（再体験症状）。これはフラッシュバックとも呼ばれ、ネガティブな体験を想起させるようなもの・状況を回避すること（回避症状）、過剰に覚醒度が高まり不眠をきたしイライラしやすくなる状態（過覚醒症状）などとともに、心的外傷後ストレス障害（ＰＴＳＤ）の症状としてもよく知られている（注：ネガティブな体験による心的な揺らぎの状態すべてがPTSDと診断されるわけではないため、本章でいう「ネガティブな体験」はDSM‐5等の診断基準におけるPTSDの出来事基準〔死亡や重度の外傷、性的暴力〕には当てはまらないようなネガティブな出来事によるものも含んでいる）。そのストレス状況が終わっているにもかかわらず繰り返し再体験されるネガティブな体験は、その個体の中でまだ「歴史」として認識されておらず、非常にアクティブな状態で心身を揺るがしているともいえる。

子ども期〜青年期のPTSDまたはPTSD症状の治療にはさまざまな選択肢がある。第一選択となるのは親と子どもに対する心理教育であり、子どもが自身の中に起きている反応や症状について知り、それらがネガティブな体験をした場合の当然の出来事であることを理解できるよう支援していく。子ども自身に起きていることに「たしかなコトバ」が与えられることで、子どもは徐々にその反応や症状を取り扱うことができるのだろう。

PTSDの治療には選択的セロトニン再取り込み阻害剤（SSRI）等を中心とした薬物療法も試みられているが、現在わが国で正式に保険適応が認められていないため、あくまでも適応外使用として処方されている。過覚醒症状に伴う不眠、攻撃性、イライラ感、集中困難（ADHDに誤診されやすい）など、ネガティブな体験によって引き起こされる症状があまりに多彩なため、薬物療法による対症療法を繰り返すうち、あっという間に多剤併用療法にいたる危険性をはらんでいる。薬物療法を選択するかどうかは、このことを念頭に置いて慎重に判断することが必要である。

現在、PTSDに対する治療効果のエビデンスが蓄積されているのが、トラウマ・フォーカスト認知行動療法（ＴＦ‐ＣＢＴ）〔01〕である。①心理教育（Psychoeducation）、②リラクゼーション（Relaxation）、③感情表現と調節（Affective expression and modulation）、④認知の修正（Cognitive coping and processing）、⑤トラウマ・ナラティブ（Trauma narrative）、⑥実生活でのリマインダーの統制（In vivo mastery of trauma reminders）、⑦親子共同セッション（Conjoint child-parent sessions）、⑧将来の安全感と発達の強化（Enhancing future safety and development）という八つの要素（頭文字を集めてPRACTICEとなる）で構成されている。

①〜④の前半部分でＰＴＳＤに関連した心理教育を行い、子どもにさまざまな感情・認知に関するコーピングスキル、出来事と感情と思考の関係の学習など、認知行動療法の基本セットについて習得する時間を設けている。前半の要素を学習し終えた時点で、子どもたちは自身の揺らぎをコントロールできる技術と自信を獲得していくのである。

このまま　歩き続けたら
小さな　からだの　揺らぎも
流れる　時間に　溶け出せるよう　動くから

ＴＦ‐ＣＢＴの後半部分では、子どものネガティブな体験について、まるで本を書くように文章を作ることを支援する。このプロセスで、子どもは中核的な苦しい記憶と向き合うことになり、さまざまな心理的・身体的反応が引き起こされうるが、前半部分に学習したコーピングスキルを応用して自身の揺らぎを整えることができるため、安全にその出来事に向き合い、ネガティブな体験によって歪められていた認知をも修正していこうというのがこの治療法の目的である。

ネガティブな体験は、中核的なPTSD症状を引き起こすだけでなく、行動・感情・認知などさまざまなこころの領域において根深い影響を残す。なかでも自身に対する無力感や罪悪感、責任についての信念の歪み（例：自分が悪かったからこのような体験をしたのではないか）などは、その後長期間にわたり子どもを苦しめる。ネガティブな体験によって揺らいでいる子どもと向き合う際は、子どもが自分自身と世界を少しでも信じることができるように支えていくことが究極の目標となるだろう。

子どもの「想い」を共有する

子ども自身がネガティブな体験にさらされていた（またはさらされ続けている）ことが話題にならないまま、子どもの呈する〝問題行動〟だけが介入のターゲットになっているケースをしばしば目にする。昨今、その〝問題行動〟の背景にあるADHDや自閉症スペクトラム障害、知的障害、学習障害（LD）などのさまざまな神経発達障害については気づかれるようになってきているが、いまだ子どものネガティブな体験についてはなかなか注意が向けられにくいのが現状である。

これは、発達障害が大人からの観察所見に基づいて診断に結びつく情報が得られるのに対し、子どものネガティブな体験は言語化されにくく、断片化されやすいため、子どもがみずから雄弁に体験を語ることができないという性質があるためであろう。先述した責任についての歪んだ信念（ぼく／わたしが悪かったからこういう目にあったんだ）が、ますますその体験を語られにくくしてしまう。

〝問題行動〟の根っこには、必ずと言っていいほど「解決されてしかるべき子どもの懸念」がある。〝問題行動〟は、その懸念によくない方法で対処してしまった結果のようなものであると考えている。〝問題行動〟を呈する子どもがいたら、その子が発達障害を有する可能性について検討するのと同じくらいの関心を、ネガティブな体験が存在する可能性についても向けていきたいものである。そして、治療や支援を始める前に子どもが本当はどんな「想い」で、何を願って生きているのかということにもコトバを与えていき、治療や支援がまさにその「想い」をかなえるためにあるのだということを子どもが理解できるようにかかわっていきたい。

筆者は心理療法だけでなく、薬物療法の場合でも、この「想い」を治療者として子どもとシェアできるまでは、処方することを避けるようにしている。「想い」がシェアできないままなんらかの治療が始まるということは、子どもの自己決定を飛び越えてしまうことになり、とくにネガティブな体験を有している子どもの治療において著しく反治療的なのである。

言葉にならないほどつらい体験を扱うきっかけは「たしかなコトバ」。子どもがどんな道を歩こうとしたのかという「想い」。これはきっと、特定の技法を用いた治療・支援に限らず、ネガティブな体験を有する子どもと向き合うときに必要な共通項なのだろう。

たしかな　コトバと　想いは
つなげる　歴史と　痛みを
ささえる　いのちが　光る道を　選ぶように

祐生カオルの「Something Jobim～光る道～」は、ピアノとボーカルのデュオという演奏編成のシンプルさも手伝ってか、サウンド全体としての〝押しつけがましさ〟がまったく感じられない。聴き手に何も強要しないぶん、刺激も少ない音楽である。どのくらいの〝深さ〟でこのオトとコトバにかかわるのかは、聴き手の裁量に完全に委ねられている。

祐生カオルが一人称、二人称をほとんど用いないぶん、聴き手の一人称、二人称がその音楽に映りこんでいくような感覚を覚える。聴き手にとっての〝安全な場所〟ともリンクして、聴き手をグラウンディングさせてくれる、そんな不思議な音楽である。

このCDは、DIOSONICレーベルのサイト（http://diosonic.shop-pro.jp）で購入可能となっている。ご興味ある方はぜひお試しあれ。

筆者注

本章でご紹介させていただいた「祐生カオル」は筆者、井上祐紀が音楽家として活動している際の芸名です。子ども期のネガティブな体験をテーマにした祐生カオルの新譜を井上祐紀がご紹介するという形態をとって執筆させていただきました。

参考文献

[01] ジュディス・A・コーエン、アンソニー・P・マナリノ、エスター・デブリンジャー(白川美也子、菱川愛、冨永良喜監訳)『子どものトラウマと悲嘆の治療――トラウマ・フォーカスト認知行動療法マニュアル』金剛出版、二〇一四年

井原 裕

IHARA, Hiroshi

対象喪失後も人生は続く「遠野物語」

あんべ光俊の「遠野物語」

「遠野物語」は、あんべ光俊作詞・作曲、グループ「飛行船」が一九七六年に発表した作品。タイトルは、もちろん、柳田國男の『遠野物語』にちなんでいる（小文では、あんべの曲を「遠野物語」、柳田民俗学のほうを『遠野物語』とする）。私にとっては、「遠野物語」を聴くほうが、『遠野物語』を読むよりも先で、中学生の頃、ラジオから流れているのを初めて聴いた。その後、柳田國男に『遠野物語』という作品があるのを知って、「あんべ光俊の曲と同じじゃないか」と思ったほどである。

あんべにとってこの曲は最大のヒット曲で、「飛行船」を解散したあとも、少しアレンジを変えて何度か録音している。ファンとしては、細く、高く、少しハスキーなあんべの声が、年を重ねるとともに変わりつつも、面影を残している様子をうかがい知ることができる。中学生の頃からあんべ光俊の歌を聴いていた私としては、感慨も深い。

山深き遠野の恋の物語

曲は、裏ノリの印象的なリズムのイントロで始まる。釜石線を走るＳＬのようでもあれば、遠野盆地にそぼ降る雨のようでもある。

主旋律は悲しげだが美しく、あんべの声は優しげだがよく通る。リズムは軽いが、歌詞は重い。季節は夏の終わり。高原の地遠野では、すでにすすきの穂の揺れる頃を迎えている。旅先での出会いと別れ、そして永遠に残る後悔、そういった誰の記憶にもある、重い悲しみと、少しの懐かしさをはらんだ短い出来事がつづられていく。まだ青いリンゴの酸味は、苦い経験として脳裏に刻み込まれるのである。

民話の里の雰囲気、福泉寺、古い曲り家、仔馬、笛吹峠、レンタサイクルなど、遠野の空気を感じさせる小道具が歌詞の端々に埋め込まれ、旅情と郷愁と後悔とがないまぜになった古い記憶を呼び起こす作品となっている。

別れはいつもそっけない

別れは、いつもそっけない。

またいつか会えるかしらとそう云って　君は泣いた
きっとむかえに来るよと　そう云って　僕は黙った

ドラマも何もない。駅での別れのシーンはほとんど描かれていない。小さなロマンスは、クライマックスというものが現れないまま、フェードアウトしてしまった。

主人公としては、安易な約束をしたつもりはなかったのだろう。本当に帰ってくるつもりもあったはずである。再会を約して別れ、まさか、そのときはそれが最後になるとは思わなかったのであろう。

人を傷つけてもそれを思い出にした

曲中、聴くのがつらい、残酷なフレーズも飛び出す。もちろん、傷つけてやろうと思ったわけではないだろう。意地の悪い動機があったわけではない。しかし、結果としてどちらにも大きな失望と喪失感が残った。こんなことなら出会わなければよかったのかもしれない。

人生には出会いと別れがある。そうである以上、傷つき、傷つけられることなくしては、いかなる出会いもありえない。別れることを恐れる者には、出会いというものはない。それは、誰しも理屈ではわかっている。小説で、ドラマで、別れのシーンというものは何度も見てきた。しかし、まさか自分にそのような運命が襲ってこようとは予想だにしていなかったのである。

帰れない「遠野」の町

何度もリフレインされるサビの部分が泣かせる。

あの町に帰りたい
あの頃をやり直したい
今でも残ってるだろか
古い曲り家よ

古い曲り家は、まだ残っている（写真1）。しかし、あの町には帰れない。あの頃はやり直せない。

もちろん、一旅行者として訪ねてみることはできる。しかし、もう、二度と彼女には会えない。運命が二人を引き裂き、私は帰り、彼女はとどまった。それから月日が経ち、彼女はもう

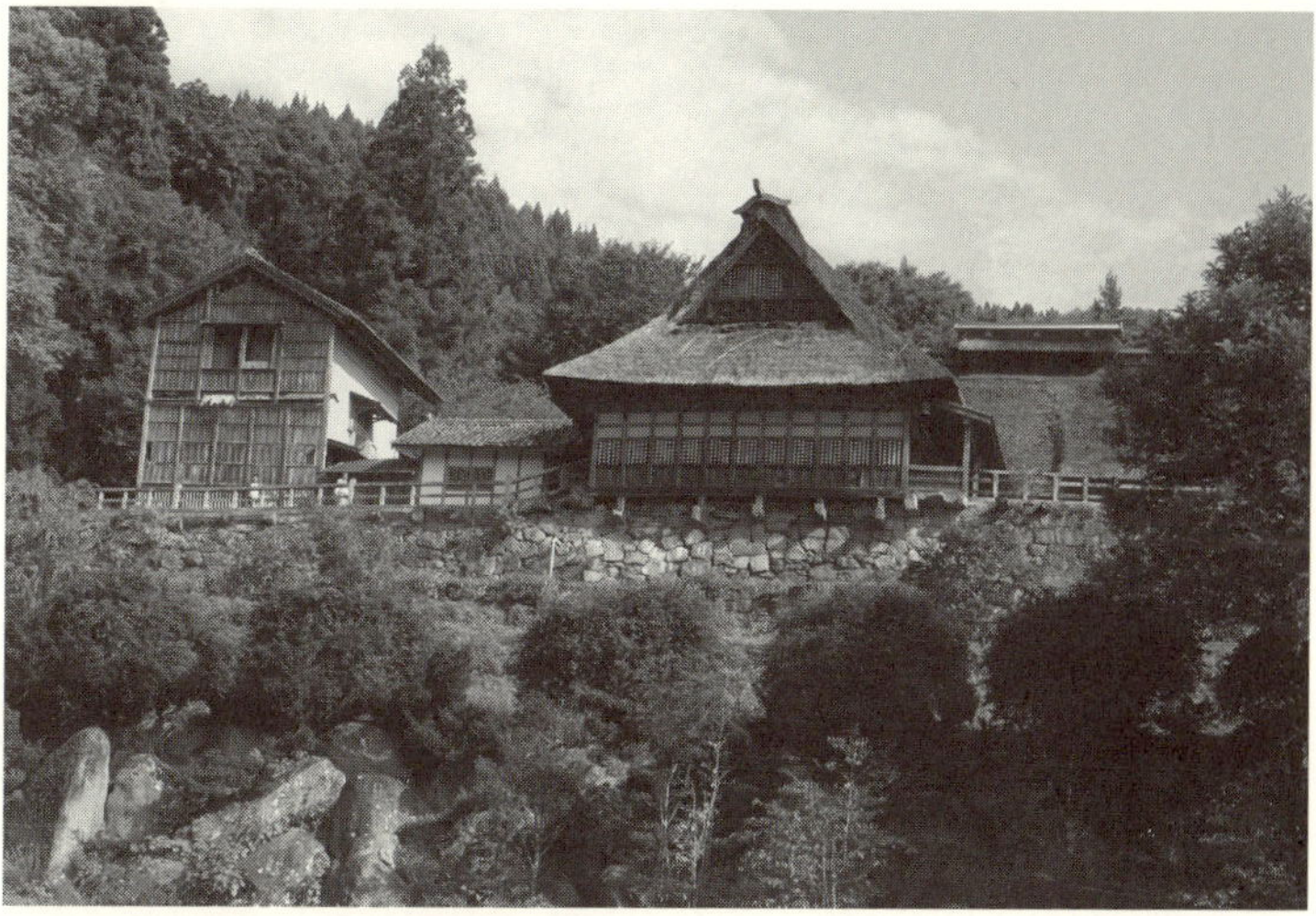

写真1　遠野市綾織の千葉家(筆者撮影、以下同)
南部曲り家の代表的な建造物で、国の重要文化財。数々のテレビドラマのロケ地としても使われている。

遠野にはいないかもしれない。あるいは、いても新しい生活を始めてしまっているだろう。あの思い出の地の、珠玉の時を永遠に脳裏にとどめて、おそらくは素知らぬ顔をして、別の人生を送っていることであろう。

さよならだけが人生

あの町に帰りたい
あの頃をやり直したい

誰もがこころのなかに「遠野」をもっている。帰りたくても二度と帰れない場所、それが「遠野物語」の「あの町」である。

時刻表の地図を指でなぞってゆくと
心のアルバムにしまってたなつかしい駅につく

冒頭のこのフレーズを聴けば、主人公にとって遠野はすでに過去の記憶となっていることがわかる。もはや取り返しのつかない過去であり、あの町に帰ることも、あの頃をやり直すこともできない。そこには、否定しようのない月日がある。

井伏鱒二は、かつて、于武陵の「勧酒」の中の「人生足別離」を「さよならだけが人生だ」と訳した。それを読んだ寺山修司は「さよならだけが　人生ならば　また来る春は何だろう」と詠った（「幸福が遠すぎたら」）。

今、遠野の苦い思い出を振り返る主人公にとっても、「さよならだけが人生」である。それならば、「また来る春」は何であろうか。

私たちにとっても、帰れない「遠野」。それならば、「また来る春」とは何であろうか。

「遠野」後も時は流れる

別れてからも時は流れる。しかも、こちらの都合とは何の関係もなく。

「遠野」の旅から帰った私たちには、日々の生活が待っている。「遠野」の前後で、自分の人生は変わってしまった。今や、自分は「遠野」後の時代を生きている。しかし、そんなことは、まわりの誰も知らない。こっちだって、そんな込み入った物語をうっかりしゃべるわけにもいかない。「遠野」の記憶は、自分という人間を決定的に変えてしまった。しかし、そんな変わってしまった自分とは無関係に、時計は回り続ける。

私は、人には語れない「遠野」の記憶をもってしまった。誰に語るわけにもいかないし、語る必要もない。

しかし、なによりもかけがえのない思い出をもって、これから「また来る春」を、その前に厳しい冬を、どう迎えればいいのであろうか。

対象喪失と「心のアルバム」

時の流れは足を止めない。しかし、愛する者との別れ、悲しみ、後悔、自己嫌悪、そういった感情はいつまでも続く。

人生には、出会いの喜びもあれば、別れの悲しみもある。しかし、喜びより悲しみのほうがはるかに強く、長く、その後の人生に影響を与える。

遠野の町を自転車に乗りすずんだ笛吹峠で
この町が好きと言った君の眼は仔馬のように澄んでいた

仔馬のように澄んだ眼の彼女は、これからも生きていく。別れた彼にとって、その記憶はころから消え去ることもない。

「遠野物語」の悲しみは、精神医学でいうところの対象喪失の感情である。私は、ここで対象喪失について精神医学的な立場から多くを語りたくはない。精神医学の術語で糊塗するには、この悲しみは深すぎる。深すぎて言葉にならない悲しみを、専門用語で汚してほしくない。

ただ言えることは、私たちは「遠野」の記憶をとどめながらも、顔をあげ、前を向いて、歩き出さなければいけないということである。

「あのとき、優しいひとことを言ってあげたらよかったのに……」「あのとき、彼女の言葉にならない思いを受け止めてあげたらよかったのに……」「どうしてあのとき、あんなひどいことを言ってしまったのだろう」

後悔の思いは尽きない。しかし、もうやり直しはきかない。

「遠野」後も人生は続く。別れても人生は続く。「心のアルバム」の記憶は、時とともに少しセピア色になるけれど、永遠に残っている。その記憶を汚さぬためには、これからの人生を、悲しみを秘めながらも、前を向いて歩いていく以外にないのではないだろうか。

北上山地の秘境遠野

東北本線を花巻で降りて、釜石線に乗り換える。釜石線は、旧岩手軽便鉄道。北上川の支流、

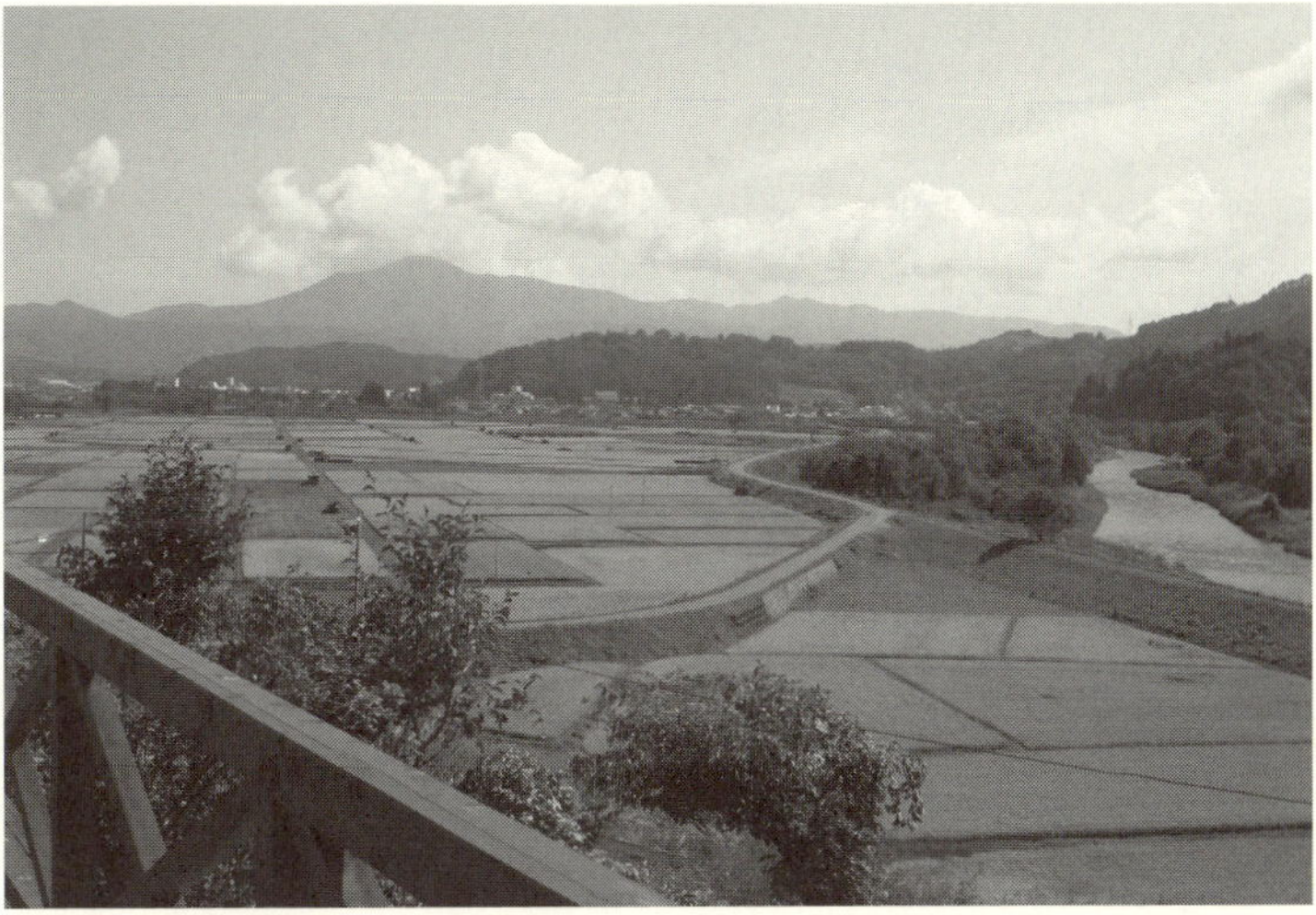

写真2 「道の駅遠野風の丘」から見る遠野市
右手を流れるのが猿ヶ石川、遠方に遠野の町、その背後にあるのが六角牛山。

猿ヶ石川に沿って東へと向かう。宮守川橋梁（通称「めがね橋」）をわたる蒸気機関車の姿は、かつて宮沢賢治の『銀河鉄道の夜』のモチーフになったといわれている。

この峡谷をしばらく揺られ、一時間ほどしたところで、突然視界は開けてくる。急に空が広く感じられる。前方に、「この山の中にこんなところが？」と思えるほどに広大な平原が広がる。そこが遠野盆地、北上山中の別天地である（写真2）。

遠野は、岩手県中南部に位置する。一九五四年に遠野町と綾織、小友《おとも》、附馬《つきも》牛《うし》、松崎、土淵、青笹、上郷の七村が合体して市制が敷かれた。遠野三山と呼ばれる早池峰《はちね》山（一九一七m）、六角牛《ろっこうし》山（一二九四m）、石上山（一〇三八m）に囲まれる。二〇〇五年、宮守村を合併。

遠野は、容易に人を寄せつけぬ深い山々によって周囲から隔絶されていた。そのため、古い民俗習慣や蒼古的な神秘的感受性が、明治以降の近代化の波にも洗われることなく、長く残存した。そのような遠野の口頭伝承を集め、文学作品として結晶化させたものが、柳田國男『遠野物語』（一九一〇）であった。

青年が荒野をめざした時代

一九六〇、七〇年代の若者には、インターネットもなければ、スマートフォンもなかった。旅をするときに、グーグル・ヤフーで「路線検索」をする習慣はなかった。頼りになるのは時刻表である。時は、若者たちが貧乏旅行に出た時代。夏ともなれば、若者たちは、Tシャツにジーンズというでたちで、ボストンバッグをかついで汽車に乗った。

一九六一年に小田実が世界中を旅した旅行記『何でも見てやろう』を発表。

一九六四年に海外旅行が自由化。逆に言えば、そもそも六四年以前には一般市民が単なる観光目的で自由に外国に行くことは許されない時代であった。

一九六〇年代後半から団塊の世代が成長し、若者大量発生時代に突入する。

一九六七年、五木寛之は小説『青年は荒野をめざす』を書き、翌年、同名の曲を五木寛之が作詞し、加藤和彦が作曲して、ザ・フォーク・クルセダーズが歌った。

こうして、金はないが時間はある若者たちは、みな方々へ旅に出た。旅は、故郷を離れ、親兄弟と別れ、人生の旅に発つ、一つの通過儀礼となった。

女もまた「いい日旅立ち」

一九七〇年代になると、男だけでなく、女も旅に出るようになった。女性誌『an・an』『non-no』が創刊され、写真入りの旅行特集を掲載。ファッション雑誌に掲載された旅行記事は、旅行者の外見を一変させた。着古したジーンズでもなければ、色あせたTシャツでもない。ファッション雑誌から飛び出したような若い女性たちが、そのままの姿で日本の各地に現れた。彼女たちは、当時「アンノン族」と呼ばれた。

この動きに、国鉄も腰をあげた。キャンペーン「ディスカバー・ジャパン」を開始、その際のキャッチコピーが「いい日旅立ち」であり、谷村新司が歌を作り、山口百恵が歌った（一九七八）。

女たちの旅は、さすがに六〇年代の男たちのような野放図なものではなかった。むしろ、軽井沢、清里などの別荘地、萩や津和野などの小京都、中山道の妻籠・馬籠など島崎藤村ゆかりの宿場町など、男たちと比べればいくらか知的だったかもしれない。東北の場合も、角館の武家屋敷や弘前の桜などが、目的地として選ばれた。

アンノン族はついに遠野にも

しかし、アンノン族は、ついに辺境の地遠野にも出現した。あの山深い地を、カラフルな女性雑誌が特集したのである。

南部曲り家の千葉家にも、カッパ淵のある常堅寺にも……。そして、柳田の泊まった高善旅館は、「柳翁宿」と名を変えて、遠野観光の拠点となった。土淵山口の何の変哲もない水車小屋も観光地となった(写真3)。松崎の福泉寺は木彫大観音像や五重の塔を擁する名刹とはいえ、本来、地元の人にしか知られていなかった。しかし、土淵のユースホステルに近いこともあって、ここも観光スポットになった。驚くべきことに、土淵のデンデラ野(写真4)、ダンノハナにすら、おしゃれな女たちが出没した。ここは、『遠野物語』に出てくる姨捨の地、「熊出没注意!」の看板すらある寂しい場所である。

「遠野物語」が歌われたのは、ちょうどこの頃。遠野が観光地化し始めた頃だった。

遠野復興支援物語

『遠野物語』から一〇〇年を経て、遠野はふたたび脚光を浴びる。

二〇一一年三月一一日、東日本大震災が発生。三陸海岸のすべての港が被災した。北上山地中央の遠野は無傷。そこで、この地が被災地支援の拠点として選ばれた。交通の便の厳しい三陸海岸も、遠野からなら比較的近い。二〇〇七年に開通した仙人峠道路が、釜石を「車で二〇分」の場所にしていた。遠野から釜石へ、大槌へ、大船渡へ、陸前高田へ。ボランティアたちは、遠野に宿をとり、そこから被災地へと向かった。

三陸の復興支援のために、新たな〈遠野物語〉が始まった。

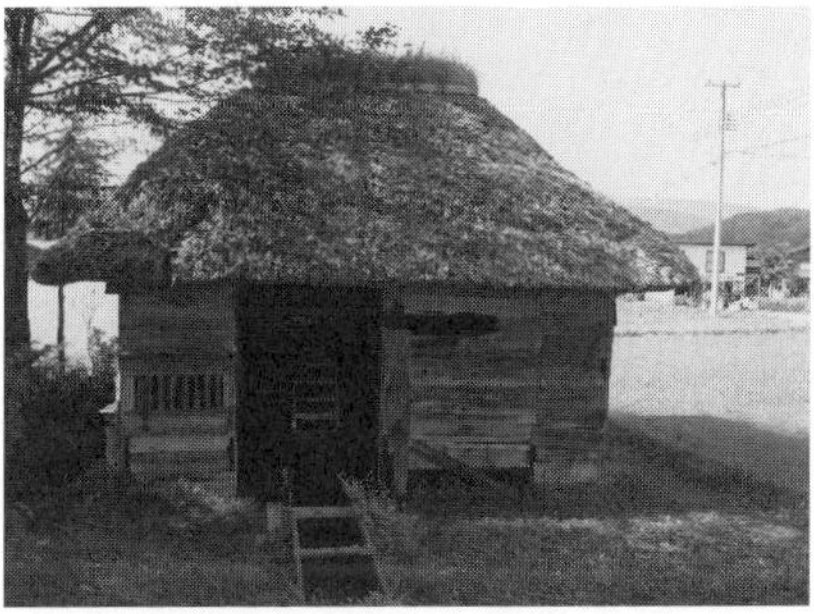

写真3　山口の水車小屋
「日本のふるさと」遠野の象徴。

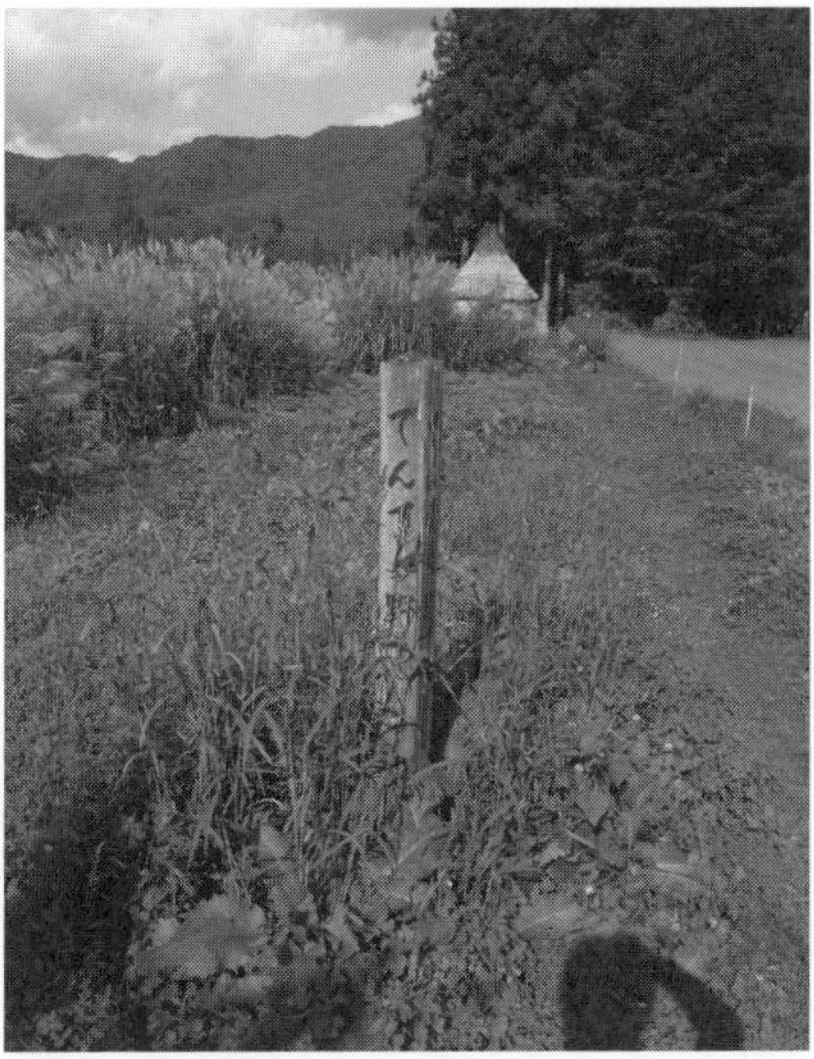

写真4　棄老伝説の地、デンデラ野
集落からさして遠くない、日当たりのいい台地上にある。
深沢七郎の『楢山節考』のイメージではない。

私の「遠野物語」

私はあんべの「遠野物語」を聴いたあと、柳田の『遠野物語』を読んだ。医師になってから、遠野の隣町花巻に職を得た。在職中の三年間は、それこそ毎週のように遠野に通った。車で小一時間ほどの距離である。『遠野物語』に出てくる小さな集落のほとんどを走破した。

「マヨヒガ」伝説の舞台となった琴畑では、二度も遭難しかけた。一度目は、集落を過ぎた直後に雪道にタイヤを取られて動けなくなった。仕方がないので、集落まで降りて、琴畑老人(ここの住人は全員「琴畑」姓である)にブルドーザーを出してもらって助けてもらった。

二回目は、琴畑から大槌へ抜けようとして白見山中の狭い道で道路自体が土砂崩れでなくなっていた。まわりは切り立った崖で、車一台しか通れない。簡単にはUターンできない。仕方がないので、バックでおそるおそる一〇〇mほど後退して、ようやくUターンのできるところを見つけて帰った。

岩手では、普通にドライブしているだけで遭難があり得る。岩手の自然の怖さをこのときぐらい思い知ったことはなかった。

あんべ光俊とは

あんべは岩手県釜石出身のシンガーソングライター。釜石南高校から早稲田大学へ進んだ進路は、同郷の大滝詠一と同じである。大学在学中の七四年にグループ「飛行船」にてデビュー。七六年の「遠野物語」は、地元では大変な人気であった。

あんべは、熱唱するタイプではない。むしろ、あまりある情感を内に秘めて、静かに、つつましく歌うことで、かえって内向的な美しさを表現するタイプであった。

私が仙台で学生生活を送っていた頃は、FM仙台の深夜放送で「あんべ光俊のスターライトエクスプレス」という冠番組をもっていた。現在も、仙台市在住。TBC東北放送で「あんべ光俊の森を旅する道」という番組をもっている。

作詞家として、オフコースに曲を提供したり（「一億の夜を越えて」作詞）、釜石中学校の校歌を作詞・作曲するなどしている。

笛吹峠へ、「ツール・ド・岩手」

遠野の町を自転車に乗りすずんだ笛吹峠で
この町が好きと言った君の眼は仔馬のように澄んでいた

これは、驚嘆すべき一節である。釜石出身のあんべ光俊が笛吹峠のいかなるところかを知らなかったわけがなかろう。

遠野盆地から沿岸部に行こうと思えば、仙人峠を経て釜石に下るか、六角牛山中の笛吹峠を越えて大槌へ行かなければならない。どちらも難所中の難所であり、とりわけ笛吹峠は、この界隈こそまさに『遠野物語』の数々の怪異談の舞台になったところであった。周囲はうっそうとした山林で、しばしば濃霧が出て視界が悪くなる。気味が悪く、何が出てきても不思議はない。長くはいたくないところである。

標高は八六七m。遠野盆地の標高が二五〇m程度なので、そこからさらに東京スカイツリーぶんの高さの急峻な山道を登らなければならない。自転車で登ろうとすれば、それは「ツール・ド・岩手」の世界となる。

この難所の笛吹峠を遠野の町から自転車で登って涼しい顔をしていられる、「遠野物語」の「君」はいったいどういう人なのだろう。想像するに、それは、橋本聖子代議士なみのたくましい大腿四頭筋と、たぐいまれな度胸の持ち主だったのであろう。

ソングライターは現代の詩人

「最近よく『詩＝言葉』は力を失ってしまった、と言われます。たしかに現代詩が文学ディレッタントに終始する一方、唄の詩人達＝ソングライターたちの言葉は、深く人々の心に届いています。そう考えると、ソングライター達こそが、現代を生きている詩人といえるのではないでしょうか」(「佐野元春のザ・ソングライターズ」http://www.moto.co.jp/songwriters)

佐野元春はそういった。私も同感である。今日においては、かつて詩人の果たしていた役割を、作詞家たちが果たしているといって間違いない。

あんべは、同郷の巨人大滝詠一と比べれば目立たない存在かもしれない。しかし大滝が太陽のように光り輝いていた時代に、冷たい氷のような北の星座から一瞬の閃光をひらめかせて、忽然と流れ去った星があった。孤独で、繊細で、しかし野辺のすすきのもつ勁草の強さをそなえた独特の個性、それがあんべ光俊という詩人であろう。

「遠野物語」と『遠野物語』

遠野が観光地化したのは、柳田の『遠野物語』の影響が大きい。しかし、『遠野物語』が雑誌や旅行情報誌に取り上げられるときは、若干の歪曲がある。

お婆さんが孫たちに語ってあげる昔話というイメージがあとから作られたけれど、実際には、『遠野物語』は子どもに聞かせられない残酷な話ばかりである。たとえば、遠野は「河童の町」として有名だが、実際には河童は間引かれた嬰児の隠喩である(第五五話)。

ただ、『遠野物語』と「遠野物語」には、どちらも失った対象に対する哀惜がある。『遠野物語』は死者を悼むレクイエムであり、「遠野物語」には別れた恋人への思慕がある。どちらにも、埋め合わせのできない寂しさがあり、その寂しさが創作のモチーフとなっている。

フロイトは「幸福な人間は絶対に空想しないということ、空想するのは充たされぬ心を持った者に限られている……充たされぬ願望こそ、空想を生みだす原動力であって、個々の空想はみなそれぞれ、一個の願望充足であり、満足をあたえてくれぬ現実の修正を意味している」[01]と述べている。

柳田の『遠野物語』もあんべの「遠野物語」も、物語の背後にその人と過ごした日々の記憶がある。後悔、罪責感、自己嫌悪、無力感、ふがいなさ……。もはやその人との時間は取り戻すことができないという、絶対的な喪失感。否定しても否定しきれぬ無念さ。

『遠野物語』と「遠野物語」を生み出したのは、こういった感情の激しさであろう。けっして癒やされることのない大きな喪失感の空隙を、人は事後的に物語を作ることで埋め合わせようとする。喪失感の大きさこそが作品を生み出す原動力となる。

『遠野物語』と「遠野物語」には、絶対的な無力感が通奏低音として流れている。過酷な自然、先の見えない不安、貧しさ、時代の波。自分自身の運命も、彼・彼女の運命も、人間の力ではどうにもならない大きな宿命の手に委ねられている。そのなかで翻弄され、いかに抗がおうと、従う以外ないという諦念。しかし、同時に、なお人はそこに人生の意義を探さないではいられない。

その点において、意外なことだが、あんべの「遠野物語」は柳田の『遠野物語』のもつ精神性を、かなりの程度共有しているように思えるのである。

参考文献

[01] フロイド(高橋義孝、池田紘一訳)「詩人と空想すること」『改訂版フロイド選集7 芸術論』一-二〇頁、日本教文社、一九七〇年

親不孝息子から母へ「ANAK（息子）」

杉田二郎の「ANAK（息子）」

この曲は、一九七七年にフィリピンのシンガーソングライター、フレディ・アギラ（Freddie Aguilar）が自作自演したもの。原作はタガログ語だが、世界中で二六言語に訳詞されている。日本では、一九七八年に、なかにし礼が訳して、杉田二郎が歌ったバージョンと加藤登紀子がみずから訳して歌ったバージョンとが知られている。男の杉田二郎が歌えばドラ息子の後悔の思いが、女の加藤登紀子が歌えば母の悲しみがにじみ出ていて、どちらも聴かせる作品となっている。

Wikipedia によれば、フレディ・アギラは、一九五三年フィリピン生まれ。一四歳からすでにプロとして音楽活動を開始。期待されて地元の工科大学に進むも、中退し、ミュージシャンの道を選んだらしい。

「ANAK（息子）」は、二四歳時の作品。愛する息子が成長とともに次第に気難しくなっていき、ついに家を出て、荒れ果てた暮らしを送るようになったことを母の視点から嘆いた歌。アギラ自身が後悔を込めて、母に詫びるつもりで書いたといわれる。実際、なかにし礼の訳も、加藤登紀子の訳も、原詞の雰囲気をよく伝えている。旋律は、重厚かつ哀愁を帯び、歌詞の内容と見事に調和している。

親不孝息子の歌

本章では、なかにし礼訳、杉田二郎歌のバージョンを取り上げる。歌詞から一部抜粋してみる。冒頭に、玉のような赤ちゃんの誕生が歌われる。

お前が生まれた時　父さん母さんたちは
どんなによろこんだ事だろう
（中略）
ひと晩中　母さんはミルクをあたためたものさ
昼間は父さんが　あきもせずあやしてた

それは、どこにでもある風景である。子どもが生まれたときの、親たちの思いも行いも、万国共通だと気づかされる。

ところが、このかわいい赤ちゃんが成長とともに、次第に変わっていく。思春期を迎え、人生の春の嵐が吹きすさぶ。

お前は大きくなり　自由がほしいと言う
私達はとまどうばかり
日に日に気むずかしく　変わってゆく
お前は話を聞いてもくれない

気難しくなっていくわけは、一つには、親の干渉を拒否したいから、もう一つは、内面に親に相談できない問題を抱えているからであろう。どちらも、これから自立していこうとする息子にとっては、当然のことである。自分一人で解決するしかない、悲しみ、怒り、悔しさを抱えている。親に相談しても、陳腐な回答しか返ってこないことがわかっている。だから、あえて親と口をきこうとしないのである。

この情景は、考えようによっては、どこの家庭でもみられることである。しかし、いじらしい笑顔を見せていたわが子が、仏頂面ばかりを見せるようになろうとは、親にとっては青天のへきれきである。
そして、非情なことにも、やがて息子は出ていく。

親の心配見むきもせず　お前は出てゆく
あの時のお前を止めることは　誰にも出来なかった

こうして人生の旅へと出発していった息子。しかし、その後、音信不通となった息子をめぐって、悲しい噂が聞こえてくる。

息子よ　お前は今　悪の道へ走り
荒んだ暮らしをしてると聞いた
息子よ　お前に何が　あったのだろうか
母さんはただ泣いている

親の嘆きは、実は息子に少し届いている。しかし、もはや、自分の意志をもって行動するようになってしまった息子を、誰も止めることはできなかったのである。
大半の世の息子たちというものは、多かれ少なかれ、親不孝息子である。だから、「ANAK（息子）」の歌詞のこのあたりは、どうにも身に覚えのあることばかりであろう。この曲を聴いていると、母の声が聞こえてくるようでつらい。息子としては、母を泣かせることぐらい情けないことはない。しかし、息子というものはどうにも愚行を犯してしまうものである。愚行を犯し、そのつど自己嫌悪のどん底に沈んでは浮きあがることを繰り返すのが、凡庸なる若者の宿命だとすらいえるだろう。

母と息子、そして、父、娘

この歌を作ったときはフレディ・アギラ自身まだ二四歳の若者。杉田が最初に歌ったときは、三一歳。最近になって、杉田は「ANAK（息子）」をニューバージョンとしてリメイクして、再リリースしているが、このときは、すでに六三歳の孫持ちである。この間、ボーカリストとしての杉田自身も年を重ね、かつての太く伸びやかな熱唱は、年配者のポツリポツリとつぶやくような歌い方に変わった。おそらくは、同じ「ANAK（息子）」を歌っても、まったく別の意味を受け取っているはずである。

私が最初に聴いたときは、高校生。大学に入り一人暮らしをしているときにも、この歌は気になっていたが、その後、医師になった頃、加藤登紀子バージョンで何度も聴いた。最近、息子をもつ父親の立場で再度聴き直している。

この歌は、基本的には親不孝息子が母に対して後悔を込めて贈った歌だが、息子の立場からも、母の立場からも聴くことができる。歌の含意も、まだ思春期の息子の立場、思春期の嵐を過ぎた頃の息子の立場、父親の立場、初老の父親の立場、祖父の立場とそれぞれによって違うであろう。

さらにまた、息子を娘と、母親を父親と読み替えることも可能である。そういったさまざまな読み替えをすることで、また違ったイメージが見えてくる。女性の聴き手にとっても、娘の立場、若い女になってからの娘の立場、母の立場、一人立ちした娘を送り出した母の立場と、また微妙に違うであろう。

父親からみたANAK（息子）

思春期の息子が父親に対して辛辣な批判者であるように、父親も息子に対しては厳しい視線を向けている。

父親というものは、息子が一人立ちして家を出ていってくれることをそれほど寂しがるものではない。寂しがる妻を慮ることこそするけれど、早く一人前になってほしいという思いのほうが強い。いつまでも家にいて、母に小言を言われている息子を見るほうがよほど寂しい。

人生の旅に出ようとする息子に対して、戸惑うのはむしろ母親のほうである。大きくなった息子に母は幼い頃の幻影を見ようとし、いつまでも母の膝下に置こうとする。そのような母の愛情は、息子にとっては重荷だから、当然、反発しようとする。しかし、息子はと言えば、反発しつつも依然として身のまわりの世話を母親に任せている。母としては、そういった世話をすることで母親としての役割を確認してしまう。

父にすれば、そんなふうにいつまでも自立することのない息子を見ていると、情けなくて、腹立たしくて仕方ない。「こいつ、威張りくさって、自己主張するくせに、いまだに身のまわりのこともできやしない」そんな思いで、内心、「このマザコン野郎が！」というような厳しい目で見ている。将来を憂えたくもなる。男親としては、「こいつ、本当に生きていけるのか」と心配になる。

「日に日に気むずかしく 変わってゆく」としても、父親には自分が思春期だった頃の記憶があるので、気難しく変わってゆく息子を見ても、それほど驚かない。ただ、気難しく、横柄な息子に対して、別の角度から冷静に見ている。それは、この息子が自分の力で歩いていけるのかということである。

父親は、家を出る息子を引き留めようとはしない。いずれその日が来ることはわかっている。「悪の道」には、できれば走らないでほしいと思う。「荒んだ暮らし」もほどほどにしてほしい。それらは、多かれ少なかれ、青年期の一過性のはしかのようなものであり、多少は仕方ないことだと思う。しかし、できれば、人生に長く残るような痛手は負わないでほしい。それが父の願いであろう。

杉田二郎ときたやまおさむ

杉田二郎（一九四六〜）は京都市出身のシンガー。立命館大学時代にアマチュアバンド「ジローズ」を結成。ザ・フォーク・クルセダーズで活躍中のきたやまおさむとは、その当時から交流があった。ザ・フォーク・クルセダーズは、長身の加藤和彦ときたやまおさむの間に、小柄なはしだのりひこがはさまるような、ちょっとユーモラスな構成だが、結成前にきたやまは身長をそろえるために、杉田二郎の加入を希望したとの説もある。

きたやまおさむの周辺にいる京都のシンガーたちは、加藤和彦にせよ、はしだのりひこにせよ、最近の坂崎幸之助にせよ、いずれも男声にしては高く、細く、繊細な印象の持ち主ばかりである。それに比べて、杉田二郎はひときわ異色で、太く、声量もあって、威圧感すら感じさせる迫力があった。

作曲家としては、きたやまおさむ作詞の「戦争を知らない子どもたち」に曲を作って歌ったのが杉田二郎である。こちらについても、きたやまが歌詞を加藤和彦にもっていったところ、鼻で笑って相手にしてくれなかったので、杉田のところにもっていったという有名なエピソードがある。一九七四年の「人力ヒコーキのバラード」では、コーラスに無名時代の小田和正が参加していて、見事なハーモニーを聴かせてくれている。

その後もミュージシャンとしての活動の節目節目で、杉田はきたやまおさむに歌詞を依頼している。七〇年代後半には、当時ロンドンに留学中であったきたやまのもとを訪ね、きたや

親不孝息子から
母へ
「ANAK（息子）」

井原 裕

ま作詞、杉田作曲の「昼下がり」「積木」「題名のない愛の唄」「男どうし」などを作っている。このとき、北山は、音楽の勉強にロンドンに行ったわけではなく、精神医学の勉強に行ったはずだったから、そこにギターをもった杉田が現れて、さぞや驚いたことだろう。

最近では、老境を迎えた団塊の世代の心境を歌った「前向きに倒れてみたい」などの佳作がある。こちらも、作詞はきたやまおさむである。

杉田は、現在も音楽活動を続けているが、本職は宗教家で、金光教島原教会副教会長の立場にある。

母への想い

この「ANAK（息子）」のように、親不孝息子が母に詫びるように歌うというパターンは、ポップスの一ジャンルをなしているように思う。

日本の代表的な親不孝ソングは、武田鉄也が海援隊時代に作った「母に捧げるバラード」であろう。当時、武田は苦労してやっと合格した福岡教育大学に籍こそ置いていたが、海援隊の活動に忙しく、結局、その後中退を余儀なくされる。母親イクは、鉄也がいずれ大学に戻るであろうと信じて、休学中も学費を払い続けていた。そんなイクに向けた謝罪の気持ちを歌に託したのが、「母に捧げるバラード」である。

「ANAK（息子）」や「母に捧げるバラード」は、アーティストの個人的な心情を歌にしていて、切実なものがあるものの、若干ユーモラスなところもある。

その一方で、こちらは創作であって、個人的な心情ではないが、やはり、冒頭近くに母への呼びかけが含まれるロックの名曲がある。フレディ・マーキュリー作詞・作曲、クイーンの「ボヘミアン・ラプソディ」である。この歌では、序盤で唐突に、人を殺してきたとの告白が母親に向かってなされる。こうして、人生を一瞬で終わらせてしまった殺人者の悲しみと怒りとが、切々と歌われる。殺人者の独白と重厚なコーラスとが繰り返され、英国史上最高のシングルと呼ばれるのも当然の名曲である。しかし、歌詞の内容は深刻すぎて、とても正面から論じることはできない。母親としても、唐突に息子から「人を殺した」と言われたら、絶句せざるを得ないであろう。

父からANAK(息子)へ

私は、現在は、いずれは家を出ていくであろう息子の父親としてこの歌を聴く立場である。父親というものは、母親ほどには子どもとの一体感がないもので、そのぶん、少し突き放した位置から息子たちを見ている。息子は語りかけても答えようとしないが、必要なことは相手が聞いていないふりをしても語り続けることにしているし、必要なければほとんど話しかけない。自分で困って相談をもちかけてくるのでなければ、とくにこちらから近寄ろうとする必要はないように思う。

私が、父親として意識していることは、宮本常一が語る父親の姿である[01]。この父親は、「三十歳まではおまえを勘当したつもりでいる。しかし三十過ぎたら親のあることを思い出せ」と言ったとされる。実際、それでいいのであろう。父としては、息子たちが当分は自分のことを歯牙にもかけない態度で接することは、織り込み済みである。それでもしばらくは、健康を維持して、可能なら支援を続けなければならないだろう。しかし、そのあとは、自分の足で歩いてもらわなければ困る。子の成長とは、親が援助することではなく、親の助けがなくても生きていけるようになることである。最終的には、息子が自分で人生に責任を負わなければならない。

父親はもうすぐ死ぬ。母親も死ぬ。そのあとでも息子たち、娘たちは生きていかなければならない。親としては、子どもたちがある程度自分の足で歩けるようになるまでは見守っていたい。もっとも、それすら、健康が許す限りにおいてである。

ANAK(息子)から母へ

私の親たちは、まだ健在だが、すでに後期高齢者である。母は耳が遠くなって、普通の会話は難しくなってしまった。私自身、嵐の時代をもったが、もう中年であり、ずいぶん昔のことのような気がする。そうなってみれば、父の姿、母の姿は、まだ生きているにもかかわらず、幼い頃の記憶の中にある別の姿をしたのが本物のような気がする。

井原 裕

親不孝息子から
母へ
「ANAK（息子）」

息子というものは、何歳になっても基本的にはマザコンである。母に愛された幼い時代の記憶こそが最大の宝物である。年を重ね、自分が当時の母の年齢をはるかに超した今になっても、いまだに若い母の夢を見る。

私は、幼少期を杉並区永福町で送ったが、あの頃、母の手につながれて坂の多い町を歩いて、下高井戸に予防接種に行った頃のことをよく夢に見る。西永福や浜田山界隈の静かな住宅地を、もう一度、母と一緒に歩きたいとつくづく思う。

松沢病院で研究会があると、最寄駅の京王線八幡山で降りる代わりに、わざわざ渋谷から井の頭線に乗って永福町で降りて、そこから桜上水を経て、五kmの道のりをかけて上北沢の松沢病院まで歩くことがある。幼い頃の記憶をたどりたがるのは、そこに若い母の姿を探すからであろう。

いったい、男は、血気盛んな時代は母親のことをけっして語らないものである。それは、異性の目があるからだが、少し品のない言い方をすれば、男としての機会をうかがっているからだといえなくもない。女からみて、母親の匂いのする男ぐらい興ざめなものはない。男としてもそれはわかっている。いつ、男として行動すべきときがこないとも限らないので、そのためにもできるだけ母の匂いは消しておきたい。まあ、そう、チャンスはないだろうが、一応、若い雄としての野生の空気を醸し出しておいたほうがいい。

ところが、悲しいかな、四〇を過ぎる頃になれば、女たちが自分を異性として見ることが急激に減ってくる。男としての出番など、もう、全然めぐってこなくなる。石川達三の小説

『四十八歳の抵抗』以来、男の臨界期として知られる四八歳も、まったく「無抵抗」のまま通りすぎた。そして、今や、よわいも知命を過ぎ、女の誰一人として自分を男として見なくなる現実に気づかされると、一抹の寂しさこそあれ、むしろ、肩の荷をおろした安堵感を味わう。そして、現役引退の感慨とともに、こころおきなく、本来のマザコン男に帰れるのである。

ともあれ、母が生きているうちが自分の人生である。母の死後は自分ももう余生であり、あとは天上の亡き母に会うことだけが人生の目標となるであろう。

参考文献
［01］宮本常一『民俗学の旅』文藝春秋、一九七八年

北山修を振り返る「風」

井原 裕

意味としての振り返り

「風」（歌：はしだのりひことシューベルツ、作詞：きたやまおさむ、作曲：端田宣彦）を聴きながら、北山修の近著『意味としての心』〔01〕を読んでいる。

本書のもとになった連載は「この病、この一曲」と題されていたが、掲載誌の『こころの科学』は『こころのビョーキの科学』ではないはずで、今日は「こころのビョーキ」は扱わない。むしろ、「この人、この一曲」という感じで、不世出の鬼才北山修を振り返る断章を記してみたい。

この曲は、日本のJポップが、まだ「フォークソング」と呼ばれていた時代のヒット曲。音楽の教科書などにも掲載され、広く歌われたスタンダードのひとつ。きたやま作品のなかでも、「あの素晴しい愛をもう一度」「戦争を知らない子供たち」などと並んで、よく知られている。

この作品は、北山修によれば、まだ端田、きたやまともにザ・フォーク・クルセダーズ時代に、宇和島でのコンサートの際に、台風で宿舎滞在を余儀なくされた夜に一気に作ったとのこと[02]。人生、旅、風、ふるさと、といった、きたやまおさむ的な語彙がふんだんに登場する。その後の精神分析家としての「北山修の世界」の予告編といえる。

人は誰もただ一人旅に出て
人は誰もふるさとを振り返る
ちょっぴりさみしくて振り返っても
そこにはただ風が吹いているだけ
人は誰も　人生につまずいて
人は誰も　夢やぶれ振り返る

プラタナスの枯葉舞う冬の道で
プラタナスの散る音に振り返る
帰っておいでよと振り返っても
そこにはただ風が吹いているだけ

人は誰も　恋をした切なさに
人は誰も　耐え切れず振り返る

何かを求めて振り返っても
そこにはただ風が吹いているだけ
振り返らずただ一人一歩ずつ
振り返らず泣かないで歩くんだ

振り返ることの意義

「風」は、まだ人生の一人旅に出てまもない若者が、怖いもの知らずで生きていて、ふと壁にぶつかったとき、つい、こころ細くなって自分の来し方を振り返る、そんな歌である。しかし、振り返っても、そこには風が吹いているだけ。振り返っても、もう、ふるさとには戻れない。すでに、簡単にはひきかえせないところまで来てしまったのである。

「ふるさと」とは、おそらく母の幻影であろう。人生につまずき、夢やぶれ、切なさに耐えきれなくて、母のことを思い出す。しかし、母のことを思い出しても、母の姿は風のように消えてしまう。なぜなら、「もはや母には相談できない悩み」を抱え込んでしまったからである。

振り返ることにはつねにセンチメンタリズムが伴う。この歌の歌詞は、どちらかというとセンチメンタリズムに抗して、「振り返らずただ一人歩け」と叱咤している。だから、「振り返るな」という歌をここで思い出して振り返ること自体、少々矛盾しているのだが、それでもあえて振り返ってみようと思う。その理由は、すでに私が若者とは呼ばれない年代になってしまったからである。私にとっては、「振り返る」ということの意味がこの歌の主人公の場合とは少々違ってきてしまっている。

「若者には未来を、お年寄りには過去を」が精神療法の原則であり、「若者には夢を、お年寄りには思い出を」と言い換えてもいいだろう。若者は過去より未来のほうが長い。振り返るよりも、未来に希望を託すべきである。しかし、齢も四〇を過ぎる頃になると、年寄りとはいえないまでも、次第に未来よりも過去のほうが長くなる。夢よりも思い出のほうが多くなる。振り返るだけになるにはまだ早いが、しかし、振り返ることのなかに、未来への原動力が見つかるかもしれない。人生の折り返し地点を過ぎて、自分の原点を見つめ直してみることは、意義のあることだと思う。

ポップミュージック史のなかのきたやまおさむ

まずは北山修の長い歩みを振り返ってみたい。

きたやまおさむは、二〇代にしてすでに作詞家であった。作詞家きたやまおさむは、精神科医北山修よりも先に活動を始めている。医師が作詞をしたのではなく、作詞家が医師になったのである。

斎藤茂吉の場合、歌集『赤光』が注目を浴びたのは医師になってからであった。森鴎外は、わずか一九歳で軍医に任官しているので、これは医師になるのが早すぎたというべきだが、訳詩集『於母影』を出して作家としての活動を始めたのはその八年後である。北杜夫が処女作『幽霊』を書いたのは二七歳と比較的早いが、これも医師になってからである。詩人が医師になった稀なケースは木下杢太郎で、医学生時代に詩人としての活動はほとんど終えていて、その後は皮膚科医太田正雄として生きた。

作詞家きたやまおさむは、今日でも作詞を続けているが、一時代を画したのは六〇年代後半からの数年間である。まだJポップという言葉はなく、ニューミュージックという言葉すら使われておらず、当時は「フォークソング」と呼ばれていた。

当時の日本のフォークシンガーたちは、ピート・シーガー、ボブ・ディランやピーター・ポール＆マリーをプロトタイプと考えていたようで、メッセージ性の強い歌詞を、技巧の少ない素朴な旋律に乗せて歌った。六八年、岡林信康が「山谷ブルース」「友よ」などを発表。「フォークの神様」などと呼ばれ神格化された存在となる。同年、高石ともやは「受験生ブルース」を、高田渡は「自衛隊に入ろう」を歌った。これらの多くは、今、ラジオなどで流れることはほとんどないが、「自衛隊に入ろう」は、東日本大震災後の福島第一原発問題が発生してからは、このパロディの「東電に入ろう」がYouTubeで流れた。なかなか皮肉が効いていて、寸鉄人を刺すものがあった。

同じ時期に活動を始めたきたやまおさむの場合、メッセージ性がなかったわけではないが、それは社会に向けて訴えたわけではなく、むしろ、同世代の若者に向かって静かに語りかけたのであった。時代の喧騒から一歩退いて、内省的で情緒的な世界を作ろうとしていた。きたやまおさむこそ「最初の作詞家」とまではいえないかもしれないが、彼によって「若者の代弁者」としての作詞家という存在がクローズアップされたといえる。

きたやまおさむの歌は、万人が認めるように、「青春の歌」である。日本が高度成長期を迎えた時代、団塊の世代が青年期を迎え、若者が街にあふれた時代、そして、ポップミュージックがまだ商業化されず、若者たちが歌を自分たちのものとして作り、歌っていた時代。国そのものが青春期にあり、きたやまおさむ自身もひとりの人間として青春時代を迎えていた。音楽ジャンルの若さと、時代の若さと、本人の若さとがあいまって、ここに比類ない作品の数々が生まれたのである。

きたやまおさむ以前は、歌謡曲や演歌にせよ、グループサウンズにせよ、職業作詞家たちが作っていた。商品として売れるための約束事があって、そのパターンに埋め込んで曲を量産した。いったい文化というものは、洗練されるほど、パターン化して陳腐化していく傾向がある。日本の和歌の場合も、万葉の時代には生活実感の荒々しい魅力があったが、平安期になって国風文化が洗練されるにつれ、題詠和歌のように、あらかじめ与えられた特定の言葉をめぐって作られるようになり、言葉遊びに陥る危険も出てきた。同じく、一九六〇年代において、すでに音楽は型にはまっていた。

こういうときに、京都の一医学生が同じ立場にいる若者の孤独、焦燥、不安を言葉にした。それは、結果として商業音楽の掣肘を打ち破り、感情の自由な発露を促したのであった。

作詞家から精神科医へ

六〇年代後半から七〇年代初頭にかけてのきたやまの作詞家としての活動は目覚ましいものがあった。書くもの書くものが次々にヒットし、街を歩けばいつもきたやま作品が流れている状況であった。先述の曲以外にも、堺正章が歌って大ヒットした「さらば恋人」、アメリカ人女性デュオ、ベッツィ＆クリスが美しいハーモニーを聴かせた「白い色は恋人の色」、トワ・エ・モアが歌った「初恋の人に似ている」などがあり、いずれも後続のシンガーたちにカバーされ、現代の古典となっている。

きたやまは、人気が頂点に達したときに、京都府立医科大学を卒業。電波の世界から撤退し、医師北山修としての修行時代に入る。「こころは目に見えない。言葉にすると見えるようになる。それが精神科医の仕事」と語る北山の言葉は、精神科医という職業のこれ以上簡にして要を得た定義はないように思える。そして、「言葉で見えるようにする」という点で、精神科医の仕事は作詞家に通じる、それが北山の基本姿勢であった。

私は中学生の頃、精神分析を勉強するためにロンドン留学中の北山修を記者が訪ねていって取材した雑誌記事を読んだことがある。ロンドンの街を背景に、長身の北山が映っている写真が載っていたように記憶している。「あの人は今」的な「過去の人」を扱う書き方ではあったが、同時に、エポックを作って、一瞬にして風のように去った作詞家に対するインタビュワーの怪訝さもよく現れていた。

その音楽雑誌の表紙を飾ったのは、当時彗星のように現れた荒井由実。音楽が若者たちの手作りのものから、大量消費時代に入る過渡期であり、それに対して、「若い人たちも出てきた。もう自分たちの時代ではない。一医師として勉強したい」と淡々と語る北山修。それは、「人は誰もただ一人旅に出て」「振り返らずただ一人一歩ずつ」歩くという「風」の歌詞をみずからが実行していたのであった。

定義する北山修

北山修の仕事を振り返ってみて、終始一貫しているのは「定義する意志」である。その、現時点での到達点を示すものが、『意味としての心』[01]であるといえる。

精神科医北山修の活動には、それに前駆する作詞家きたやまおさむの時期があったように、定義する北山修にも、それに前駆する時期があった。「ジキルハイドのオールナイトニッポン」のＤＪ時代に芸名自切俳人名義で監修した『真夜中の辞典』[03]なる一著を上梓していたのである。

私は高校受験の準備中は、「ジキルハイドのオールナイトニッポン」の熱心なリスナーであった。北山自身は「オールナイトニッポン」時代を語ろうとしないし、当時は、まさかリスナーがその後長じて、あの深夜放送のことをペラペラしゃべるだろうなどとは予想しなかったであろう。しかし、当時から、深夜放送のDJらしからぬ、数々の警世家風の名言を残していた。そのなかでも人気だったのが「真夜中の辞典」と称するコーナーであった。その精神は『意味としての心』[01]と同じである。リスナー世代の日常語を取り上げて、その深い含蓄を短い言葉で定義しようとするものである。

インターネットで探してみると、たとえば、「KENNYの趣味趣味ブログ」というサイトで『真夜中の辞典』[03]の一部を紹介している。たとえば、

◎「アイドル」一時的人気で一生がだめになる人々
◎「あれくらい」自分の力を過信している時に出る言葉
◎「器用」自分が上手にできなくて、相手が上手にできたら言う褒め言葉
◎「賢者」自分が愚者であることを悟った者
◎「クレヨン」子供が夢を描くもの。大人が思い出を描くもの
◎「プライド」普段は大切にし、命があぶなくなると真っ先に捨てるもの
◎「無銭飲食」その店の主人の人柄を見るのに一番てっとり早い方法
◎「友人」幸運と共にやってきて、不幸と共に去る善良な人々

こんな具合である。

かくも含蓄に満ちた「定義」の数々が、リスナーたちの投稿だけでできたわけではないであろう。ＤＪ自身も積極的に定義に参加したものと思われる。アンブローズ・ビアスの『悪魔の辞典』[04]などがモデルとしてあったのであろう。ともあれ、少々物々しい口調でこの定義を読みあげるジキルハイド氏は、このときばかりは荘厳な趣きがあって、私などは「真夜中の神託」として聴いていた。

その後、精神科医北山修は、『日常臨床語辞典』[05]『新版精神医学事典』[06]『精神分析事典』[07]など、数々の辞典・事典の編纂にかかわるとともに、みずからも積極的に項目を担当した。そして、これらの項目の原稿をもとに再構成し、加筆修正を行ってできたのが、『意味としての心』[01]なのであった。

北山修を定義する

定義する北山修を定義するならば、それは「精神分析の素養をもったモラリスト」としてみてはどうだろう。

私が『意味としての心』[01]を一読して連想したのは、アランの『定義集』[08]であった。アランと北山修に共通するのは、言葉を自分で定義しようという強い意志である。ただ、その際の対象は、「概念」とか「名辞」といった哲学用語ではない。むしろ、平凡な、日常言語ばかりである。生涯を高校教師として生きたアランは、教室で生徒たちに哲学用語を用いて語りかけたわけではない。生涯を精神科医として生きてきた北山修も、診察室で患者に哲学用語を用いて語りかけたわけではない。両者に共通するのは、日ごろ使っている言葉をこそ、思考の素材としようという姿勢である。

アランは哲学者と呼ばれることもあるが、北山修を哲学者と呼ぶ人は少ないかもしれない。実際には、北山は、芸術、文学、神話、絵画など人間の知的生活の広範な領域にわたって、みずからの言葉で思考した。精神医学、とりわけ精神分析家たちの理論を学びつつも、それにとどまることはなく、「フロイト主義者」「ウィニコット主義者」として振る舞ったことは一度もなかった。先人の思考スタイルを模倣しつつも、題材はつねに日本語のなかから選択し、自分自身の言葉で思考しようとした。

北山が『意味としての心』[01]で定義しようとした言葉のなかには、「あきらめる」「ありがたい」「すみません」「つながる」「とける」「なれ」「はかなさ」「わがまま」など、あえて漢字表記を避けて、ひらがなで記した言葉もある。専門用語ではない、日常語でありながら、しかし、その言葉の使われ方のなかに見逃せない重大な問題が隠されていることもある。なかでも臨床家が頻繁に使う「なおす」という言葉のなかに、そのなおそうとすること自体が「本人にとってまったく不当」な場合すらあることをも指摘しているくだりは、この書全体の格調をひときわ高くしているように思われる。

モラリストとは何か

「モラリスト」という言葉は、日本では人口に膾炙していないので、誤解を避けるために解説しておく。これは、「道徳主義者」という意味ではなく、「習俗」(mœurs)を扱う人、つまり人間の日常的な行動を論ずる人、というニュアンスである。

モラリストの典型は、一六〜一八世紀のフランスの思想家たち、モンテーニュ、パスカル、ラ・ロシュフコー、ラ・ブリュイエール、ヴォヴナルグ、シャンフォールらである。原型は、紀元前三、四世紀ごろのアリストテレス派の哲学者テオフラストスとされ、このテオフラストスの『性格論(人さまざま)』をフランス語に翻訳して、同時にその付録としてフランス版「人さまざま」をつけて『カラクテール』として出版したのが、ラ・ブリュイエールであった。その後、一九世紀に入って、これら人間性の認識者たちを「モラリスト」と総称するようになった。アランは二〇世紀を代表するモラリストである。

日本では「モラリスト」として一括されることはないが、実際にはそれに相当する仕事をした人は少なくない。文章の形式として、たいていはアフォリズムやエッセイの形をとり、思考や観察の結果を簡潔な形で、時には皮肉に、諧謔を交えて述べたものである。哲学では三木清の『人生論ノート』が典型的であり、串田孫一の仕事も該当しよう。文学では芥川龍之介の『侏儒の言葉』、萩原朔太郎の『虚妄の正義』など。さらには、寺山修司の著作の多くは、モラリスト的伝統に位置づけるのが妥当であろう。

モラリストとしての北山修

私見では、日本の精神医学の最も洗練された部分に、モラリスト的な伝統があるように思える。私自身、以前、島崎敏樹の『感情の世界』『生きるとは何か』などの業績をモラリストの伝統に位置づけることを試みたことがある［09］。

実際、精神医学のなかには島崎以外にも神谷美恵子の『生きがいについて』、土居健郎『甘えの構造』等、アカデミズムのコンフォーミティのなかには位置づける場所をもたないが、知的遺産と見なすべきものがある。これらは、一種のモラリスト的伝統としてとらえるのが妥当であるように思える。

北山修は、一応、「精神分析学者」ということになっているが、北山の仕事はその定義を超えている。深夜放送の時代からモラリストであったし、それどころか、ザ・フォーク・クルセダーズ時代のコンサートなかばのMCにも、モラリスト的なコメントが目立っていた。北山のモラリスト的特徴は、ラジオのDJとして語るときに際立っていた。リスナーの葉書、あるいは、「レクチャー&ミュージック」のお相手の黒崎めぐみの語りかけに対し、一瞬とまどったあと、言葉を探しながら、自分なりにまとめていこうという思索家の姿勢があった。

北山修自身が『評価の分かれるところに』［10］という謎めいたタイトルの一書を出している。今後、アカデミズムは北山の仕事を持て余すであろう。島崎敏樹も土居健郎も、かつてそのような「分類不能群」として遇されたように、北山修もまた同じ運命をたどるであろう。それは、結局のところ、学問という名の石頭が、北山を位置づける場所をもたないからである。

言葉を処方する精神科医

寺山修司は、かつてこう述べている[11]。

詩人にとって、言葉は凶器になることも出来るからである。私は言葉をジャックナイフのようにひらめかせて、人の胸の中をぐさりと一突きするくらいは朝めし前でなければならないな、と思った。

だが、同時に言葉は薬でなければならない。さまざまの心の傷手を癒すための薬に。

寺山は終生、アフォリズム、つまり言葉という凶器、言葉という薬を愛し、数々の名言を残してきた。そもそも、aphorismという言葉自体、「分離する」を意味するギリシャ語aphorizeinを語源とし、ヒッポクラテスが医学上の処方を記した「アフォリスモイ」に始まるとされる。となると、北山のように「言葉を処方する精神科医」とは、ヒッポクラテス以来のオーソドックスな医師としてのあり方なのかもしれない。

風に消えた北山修

「風」を聴き、『意味としての心』[01]を読みつつ、北山修の思考に触れ、自分自身の来し方を振り返るならば、北山のおかげで実に多くのことを考えることができたと思う。

私は、幼稚園児の頃「帰ってきたヨッパライ」を童謡のように歌っていた時代から、きたやま作品に触れてきていた。おそらく人生の全体を北山修の言葉とともに生き続けるであろう。「こころは目に見えないけれど、言葉にすれば見える」、そう北山は語った。しかし、人間北山修は、どう言葉にしても見えるようにならない。いや、姿が見えた瞬間にすでに、彼はいない、そんなところがたしかにある。その点は、かつて五木寛之が「いつも体のまわりに風が吹いているような感じのする青年」[12]と評したとおりである。

言葉の定義に情熱を費やした北山修に比して、北山修自身はあらゆる定義から逃れる存在らしい。「そこにはただ風が吹いているだけ」、北山修の定義としてそれにまさるものはないのかもしれない。

参考文献
[01] 北山修『意味としての心――「私」の精神分析用語辞典』みすず書房、二〇一四年
[02] きたやまおさむ著・監修『北山修/きたやまおさむ 百歌撰』ヤマハミュージックメディア、二〇〇八年
[03] 自切俳人、北山修『真夜中の辞典』ペップ出版、一九七八年

［04］A・ビアス（西川正美選訳）『悪魔の辞典』岩波書店、一九六四年
［05］北山修監修、妙木浩之編『日常臨床語辞典』誠信書房、二〇〇六年
［06］加藤正明他編『新版 精神医学事典』弘文堂、一九九三年
［07］小此木啓吾編集代表『精神分析事典』岩崎学術出版社、二〇〇二年
［08］アラン（森有正訳）『定義集』みすず書房、一九八八年
［09］井原裕『精神科医 島崎敏樹――人間の学の誕生』東信堂、二〇〇六年
［10］北山修『評価の分かれるところに――「私」の精神分析的精神療法』誠信書房、二〇一三年
［11］寺山修司『青春の名言――心さびしい日のために』大和書房、一九六八年
［12］北山修『ふりかえったら風――対談1968-2005 2 キタヤマオサムの巻』みすず書房、二〇〇五年

春日武彦

KASUGA, Takehiko

統合失調症に似合うロック、なんてあり得るのか？「昆虫ロック」

昆虫嫌い

昆虫は気味が悪い。心身ともに健全な少年は、夏休みには昆虫採集に明け暮れるものだなどと決めつける輩がいると、暗澹とした気持ちになる。冗談ではない。虫はグロテスク以外の何ものでもない。

とにかく感情移入ができない。目に表情がなく、乾いているところも厭だ。したがって虫の顔をモデルにした仮面ライダーも御免被りたい。身も蓋もないメカニカルさが気にくわないし、形態にも動きにも、剥き出しの欲望と憎悪——その二つが感じられてげんなりする。節足動物というか外骨格系が嫌いなのである。だから海老だの蟹だのも決して食べない。どうでもいいことだが、Wikipedia で「腐敗」という項目を検索すると蟹の腐った姿の写真が出てくる。しかもカラーで。吐き気がする。ちなみに英語版にはそんな写真は掲載されていない。

サルトルが昆虫だの甲殻類を毛嫌いしていた。メスカリンを試したら、海老や蟹がぞろぞろと幻覚に出てきたかららしい。二〇一〇年に、『嘔吐』の新訳が六〇年ぶりに出版された。作品の中で、ビストロのマダムと性交をする「私」はこんな幻影を見る［01］。

私はマダムの脇腹に沿って腕を滑らせた。すると不意に小さな庭が見えた。背の低い、枝を横に広げた木々が生えていて、そこから毛に覆われた巨大な葉が垂れ下がっている。いたるところに蟻や百足《むかで》や蛾が這い回っている。もっと恐ろしい獣もいる。その身体は、鳩肉をのせたカナッペのようなトーストパンでできていて、蟹の脚で横に歩くのだ。大きな葉にはこうした獣がびっしりと黒くはりついている。各種サボテンの背後では、公園にあるウェレダの像が、自分のセックスを指している。「この公園は反吐のにおいがする」と私は叫んだ。

鳩肉をのせたカナッペに蟹の脚を生やした節足動物というのは、イメージとして素晴らしい。ぞっとするが絵に描いてみたくなる。

それにしても、昆虫でいちばん身震いしたくなるのは、たとえば脚の一本とか触角とかが折れたり「もげて」も、彼らは平然としていることである。悲しんだりうろたえたりしない。痛みを覚えている様子すらない。おそらく死を恐れたりもしないのだろう。種として存続してさえいれば、細胞が新陳代謝する程度にしか自分の運命を認識していないのではないか。その非情さというか盲目的な態度が脅威と感じられる。

昆虫であるということは、個別性を捨て去り、欲望と憎悪の純粋形と化すことなのだろうか。たまらなくおぞましいが、その単純さにどこか魅惑される部分もある。

なぜロックンロールなのだ

二一年にわたって存続したロックバンドは長寿というべきだろう。二〇一〇年に解散した「ゆらゆら帝国」は、事実上、ギターとボーカルを受け持つ坂本慎太郎（多摩美出身）のワンマン長寿バンドであった。一九九八年、メジャーデビュー作として発売されたアルバム『3×3×3』の二曲目、「昆虫ロック」（作詞・作曲：坂本慎太郎）を今回は取り上げてみたい。しかも統合失調症を連想させる楽曲として。

いったい、統合失調症を思い浮かべる音楽とはどのようなものか。「昆虫ロック」は支離滅裂な調子っ外れではないし、混沌としたノイズのカタマリでもない。曲自体は3ピースバンドの奏でるシンプルなロックンロールであり、デモテープのような隙間だらけの音と感じられる。

少なくとも、異様でもなければ「狂って」もいない。ボーカルだって絶叫したり唄れたり正気を疑いたくなる声ではない。

歌詞が微妙にオカシイのである。ついでに言えば、バンドの面々もまことに不健康な外見をしている。どうやって生活の糧を得ているのか、バスや電車に乗ることがあるのだろうかなどと訝りたくなる。

ぼく本当はいろんなこと
いつも考えてたのに
なぜか最近頭の中
誰もいない部屋の中
雨が降る日は何もしない
髪がベタベタするから
風が吹く日も何もしない
どこか消えたくなるから

ここまでが最初のパートである。どこが「昆虫ロック」なんだと首を傾げたくなる。全体のトーンは、むしろ「引きこもり」ではないのか。無為で空虚な日々が彷彿としてくるし、何もしない理由の現実離れぶりは、いかにも引きこもりに相応しい。実際、ゆらゆら帝国には「引きこもりロック」といった形容をされることがあったという。しかし思春期の挫折としての引きこもりにしては、不穏な印象が漂ってくるようにも思える。

ぼく綺麗な虫のように
生きたいんださりげなく
ただそこにある物のように
生きたいんだ意味もなく
頭振っても楽しくない
腰を振ってものれない
ぼく本当はいろんなこと
いつも考えてたのに

このパートはどうだろう。感情が消え失せ、空虚感に支配され、そのことを悲しんでいるようでもあるが、むしろ積極的に肯定しようとしている気配が窺われる。肯定するためには、自分が変身しなければならない。昆虫ないしは物体へと。この発想は異常だろう。人間性を取り戻したいといったベクトルを指向せず、反対に虫や物を目指そうというのだから。

悪霊どもをおっぱらって

透き通る体を手に入れろ
湿った肉を削ぎ落として
乾いた骨でかっこつけろ

悪霊が何を意味しているかはわからない。でも悪霊のせいで「ぼく」は世間という文脈から逸脱し、空っぽな存在となり果てている。ならば悪霊を追い払えば健全な人間に戻れるのか。「ぼく」はそんなことを望まない。透き通る体を手に入れたらどうなるのか。個別性を喪失する。肉を削ぎ落として骨だけになったらどうなるのか。外骨格動物となる。いずれにせよ、昆虫に近い存在となるだろう。

昆虫になりたがること自体が奇矯だが、それよりも昆虫になることに救いを求めているように聞こえるところにうろたえざるを得ない。そもそもそんな歌詞が、どうしてロックンロールと合体しているのか。フォークのほうが、まだ相性がよくはないか。

騒がしく性急な音楽、傍若無人で野卑で乱暴な音楽としてロックンロールが位置づけられていた時代があったはずだ。異形の音楽、虫酸の走る音楽。まるで六本脚で床を踏み鳴らすような音楽。しかも隙間だらけの録音（コンプレッサーを掛けてわざとそうしているのだろう）がカッコよさよりも禍々しさを甦らせることを見越して、昆虫に相応しい曲が作られたのかもしれない。退行ではなく先祖返り。もちろんわたしの勝手な憶測であるが。

統合失調症のイメージ

なぜ「昆虫ロック」を統合失調症の音楽だと直感したのだろうか。幻聴だとか電波、テレパシー、噂、監視、尾行、盗聴、スパイ、陰謀といった統合失調症にお馴染みのアイテムは一切出てこないのである。それどころか、むしろ「引きこもり」めいた感触が強い（もちろん、引きこもりと称される人たちのうち、結構な数が統合失調症ではあるのだが）。いったい統合失調症と名指すだけの論拠はどこにあるのか。

悲しみや不安、違和感に対する姿勢がポイントのひとつだろう。問題解決という形で立ち向かおうとはしない。人間であること自体を諦め、無機物かさもなければ動物と無機物との中間的存在としての昆虫になりたいといった突飛な発想をしてしまう。そこにこころの安らぎを見出そうとする。それでもせめて「綺麗な虫」のように生きたいと言ってしまうところにわたしは胸を衝かれる。

かつてわたしが精神科医になりたての頃、関心はやはり「派手な症状」に向けられた。精神病理もさかんだったし、症状にしても「電波系」とか荒唐無稽な妄想といったものに目が向き、狂気のありようも当時は非常にわかりやすかった気がする。根本敬と村崎百郎による『電波系』[02]という本が出たのが一九九六年で、あの頃、中野には電波体験を陰謀と解釈して、貼り紙で危険を主張しまくる女性店主の喫茶店（通称、電波喫茶）が一部では有名になり、わたしも顔見知りの編集者と探訪へ赴いた思い出がある。

だが、ある程度臨床に携わっていると、本当の悲劇はあんな「いかにも」といった（通俗的なイメージに彩られた）症状に根差しているわけではないことに気づいてくる。陽性症状が通りすぎ、心身ともに虚脱状態となり、思考にはどこか微妙な飛躍やちぐはぐさが混入し、あらゆることがあたかも「脱臼した足」で走ろうとしているかのように感じられてしまう時期——つまり残遺状態における微妙な生きづらさこそが問題であるとわかってくる。

わたしには、この世の中とうまく折り合えず、当たり前のことすらソツなくこなせず、世間がよそよそしくなってしまって途方に暮れている統合失調症患者の切なさが「昆虫ロック」に首尾良く表現されているように感じられるのである。おそらく坂本慎太郎はそんなことを自覚して歌詞や曲を作ったわけではあるまい。レコーディングされたのが九七年、まだ電波系というネーミングがサブカルを席巻していた時期に、残遺状態の「悲しみにもならない悲しみ」を音楽に仕立てあげた事実にわたしは感銘する。

九七年に何が起きていたか。個人的には印象に残っている事件が三つある。一つは、神戸のA少年が捕まったこと。もう一つはクローン羊ドリーの登場。さらに臓器移植法の制定である。常識のありよう、生命のありよう、個体としての人間のありように大きな変化が訪れ、どうも世の中が薄気味の悪い方向へシフトしていきそうだといった予感をありありと覚えたものである。そこへ坂本が呼応したら、「昆虫ロック」という「異物」ができあがったのではないか。引きこもりと解離とで世の中をやり過ごそうとする多くの若者を尻目に、昆虫や無機物になるといったより病理の深い営みを提示したことが、すなわち統合失調症を連想させたのだと思わずにはいられない。

水晶ロック

昨今は、プレコクス感なんて言葉は使われなくなりつつあるらしい。濱田秀伯の『精神症候学』[03]によれば、「分裂病患者に接した時、病的な体験内容からでなく面接者が共通して抱く直感的な印象で、オランダの精神科医 Rümke, HC. が提唱した概念。患者に対人接触本能の障害があるため、面接者自身の対人接触が手ごたえを失って一種の困惑を感じることによるという」となる。あらゆる統合失調症のケースにみられるわけではないし、近頃はプレコクス感がもたらす冷え冷えと取りつく島のない印象に言葉を失う機会は明らかに少なくなった。精神疾患の軽症化と拡散、といった近年の話題に沿っているのかもしれない。

いささか乱暴な言い方をするなら、プレコクス感によって、統合失調症患者の存在感は昆虫だの無機物的な感触へと近づいている気がしないでもない。少なくとも昆虫の目は、こころの窓ではなくプレコクス感そのものだ。

それにしても統合失調症は不可解な病気である。幻覚や妄想は、きわめて人間臭い。人間同士の「しがらみ」や思い込みの果てに陽性症状が析出してくるように映る。けれども陰性症状が前景化するようになったとき、ある種の人たちは他人を拒み、こころのつながりを忌避し、人間的なものを捨て去りたがっているかのように振る舞う。他方、むしろ幼稚で子どもじみた人なつこさを示すようになってしまう人たちもいる。どこでその違いが現れるのかはわからない。だがいずれにせよ前者のような人は、「綺麗な虫のように　生きたいんださりげなく」「ただそこにある物のように　生きたいんだ意味もなく」と思っているように見えるのである。

そんな彼らに「昆虫ロック」を聞かせたらどんな反応を示すだろうか。共感を覚えるだろうか。そんなことはあるまい。石のように押し黙り、無関心でいるだけである。そうなると、「昆虫ロック」は誰のために歌われるのか。「こんなおかしな歌詞を考える奴がいるんだなあ」とその奇天烈さを面白がる人か、さもなければ世間を不器用に生きつつ虫の超合理主義や石の静謐さに憧れる人ということになろうか。

わたし個人としては、虫のように中途半端に個別性を欠いた存在よりは、いっそ鉱物になりたい。できれば透明な石だと嬉しい。一九七四年に発行された『鉱物』[04]という文庫サイズの図鑑がある。その図鑑の前書きには、こんなステキなことが記してある。

> 鉱物にはいろいろなものがある。そのなかで、水晶ほど見る者に感動を与えるものは少ない。ことに少年たちが水晶を見ると、何か先天的に水晶にあこがれをもっているかのような興奮をあらわす。筆者もまたそのような少年だったのである。

と、まるで稲垣足穂である。わたしもこの文章には全面的に賛成なので、もし音楽の才能があったらぜひとも自分に向かって「水晶ロック」を歌いたいところなのである。もちろん「昆虫ロック」だって、なれなれしげな流行歌よりも百万倍は好ましいけれど。

参考文献

[01] ジャン・ポール・サルトル(鈴木道彦訳)『嘔吐 新訳』人文書院、二〇一〇年

[02] 根本敬、村崎百郎『電波系』太田出版、一九九六年

[03] 濱田秀伯『精神症候学』弘文堂、一九九四年

[04] 益富寿之助『鉱物——やさしい鉱物学(カラー自然ガイド13)』保育社、一九七四年

付記

「ゆらゆら帝国」としての最終作となったアルバムのタイトルは『空洞です』。坂本慎太郎が描くジャケットは、タイトルそのままにチューブだかパイプだか土管のような中空の物質の集合で、その絵柄の無意味さに圧倒される。音楽自体は臨死患者に訪れる(であろう)多幸状態さながらの無国籍ミュージックと化しており、もはやロックとは別な何かといった印象だが、妙に救われた気分にもさせられるのである。

二〇一一年に発表された坂本のソロアルバム『幻とのつきあい方』もバンドの最終作を引き継いでいるし、一三年のミニアルバムのタイトルは『まともがわからない』。「昆虫ロック」の向こうには「やはり」こんな世界が待っていたのかと、こころの奥で頷きたくなる。

アルファロメオと強迫症状「ケッペキにいさん」

夜の兵舎

昭和三〇年代前半、まだカラー化以前のテレビドラマは、おおむね生放送であった。つまり撮り直しや編集ができない。画面にスタッフの姿が映り込んでしまったり、セットの内側が見えてしまうような事故は珍しくなかった。

大日本帝国陸軍の兵隊を主人公にしたコメディがあった。民放だったと思う。戦闘場面は出てこない。小部隊でのだらけた生活振りを面白可笑しく描くドラマで、基本的にサラリーマンものと大差がなかった。戦争なんてうんざりしていたはずなのに、敗戦後一〇年も経つと懐かしさが生じてくるものらしい。

メインの登場人物として牟田悌三（一九二八～二〇〇九）が部隊長の役を演じていたのだが、途中で台詞回しが怪しくなった。「しかしナンだな、兵隊というものはだな、そのう……」などと意味のない言葉をやたらと繰り返す。父親が、「ははあ、台詞を忘れたな」と嬉しそうに言った。すると画面がいきなり夜の兵舎を俯瞰した静止画像に変わった。昼間の出来事という設定のはずなのに、夜の兵舎のスチール写真である。それが映し出されているあいだも、「しかしナンだな」と、しどろもどろの台詞が繰り返されている。

幼かったわたしは、息を呑むようにして夜の兵舎を眺めていた。やがて牟田の台詞回しがいきなり滑らかになった。溌剌とした調子で意味のある言葉が発せられ、と同時に、画面には再び本人の顔が登場した。さっきよりも発語が力強く、まるで失点を取り戻そうとしているかのようであった。

夜の兵舎の写真へと画面が切り替わっているあいだに、牟田はあわてて台本をカンニングしたのだろう。そのあいだも、とりあえず何か発声し続けなければならない。さぞや寿命の縮む思いをしたのではないだろうか。まあ当人は八一歳まで生きたわけだが、このアクシデントさえなければもっと長生きしたのかもしれない。

役者が台詞をど忘れして立ち往生する場面は、テレビでも舞台でもこのときしか遭遇していない。基本的に「珍事」なのだから、当然だろう。

それにしても、もし自分が役者だったとしてあのような失態を演じたら、相当な精神的ダメージを受けるのではないかと思う。「またど忘れしたらどうしよう」という恐怖は、実体験とともに刷り込まれると、いつまでも尾を曳きそうな気がしてならない。そしてその恐怖が、実際に二度目の「ど忘れ」を招来しそうに思えるのである。役者生命にかかわりかねない話ではないか。役者などとは無縁の生活を送っているにもかかわらず、あの「夜の兵舎」の写真は、いまだにある種の不安を象徴する図象として記憶に居座っている。

生活における勢いについて

調べてみたことはないけれど、台詞をど忘れしたり言い間違えるのではないかといった不安が脳裏を過ぎった経験がまったくない役者は珍しいのではないだろうか。でもそんな不安に押し潰されて転職した役者なんて聞いたことがない。リハーサルを重ねたり、衣装だのメイクだの小道具だので忙しくしているその「勢い」によって、不安でおろおろしているどころではなくなってしまうのだろう。本番へ向けての集団的な熱気や勢いに乗じているうちに、不安は振り落とされてしまうのではないか。そしてその熱気や勢いが、演劇における強烈な魅力となっているに違いない。

仕事であろうと日常生活であろうと、勢い（あるいは惰性）へ素直に身を委ねているときには、おおむねスムーズに事態は運ぶものである。でも、ふと余計なことを考えたり、よそ見をしたり、おかしな「こだわり」にとらえられると失速する。半端に自主性を発揮すると、不幸が擦り寄ってくる。

いわゆる強迫性障害に相当する諸症状は、「勢い」で駆け抜けるべき「取るに足らない瞬間」に拘泥をしてしまったことで生ずる。東京から大阪までのレールに存在する継ぎ目の空白をトータルすれば、おそらく何メートルもの長さになるだろう。何メートルもの空白を列車は飛び越えなければならない。だがその空白は分散され、勢いによって軽々と乗り越えられている。空白にばかり注目すれば、脱線する列車の光景ばかりが生々しくイメージされてくることになる。

勢いと用心深さ、このふたつがうまくバランスを保って機能しているぶんには安定した日常生活が送れるだろう。でもその月並みな日常には、しっかりと罠が潜んでいる。

日々の精神活動から勢いが減じ、用心深さが不確実感へと変貌したとき、強迫症状が立ちあがってくるのである。ではなぜ用心深さが不確実感へと変わりがちな人とそうでない人がいるのか。おそらく生育史上のエピソードや親の養育態度といったものが大きく関与してくるはずだから、そうなると探究はもはや文学に近い営みとなってしまうだろう。

ところで強迫的な人は、表面的には穏やかであるものの実は攻撃性の強い人物であるという話を聞いたことがある。烈しさや攻撃性が渦巻いているが、それを剥き出しにしたら収拾がつかなくなるであろうことはしっかり弁えている。その程度の分別は持ち合わせている。そこで一種のガス抜きを図るために、無意味なこだわりにエネルギーを費やす。その姿がすなわち強迫性障害の症状だという。

なるほど、強迫的な人がこころの奥底に怒りや攻撃性を押さえ込んでいるように映ることは結構多い。というわけでテグレトールやデパケンを処方してみたけれども、あまり効果がなくて落胆した経験が思い出される。ただし、矛先を失った怒りや攻撃性を隠し通しているうちに、当人が自分の振る舞いに対して不確実感めいた気持ちに駆られてきそうな気はしないでもない。

ケッペキにいさん

吉田美奈子が一九七六年三月に発表したアルバム『FLAPPER』のA面四曲目に、「ケッペキにいさん」という曲が収録されている。作詞・作曲とも彼女が行い、コーラスや演奏には山下達郎、矢野顕子、松任谷正隆、大貫妙子、村上秀一が参加している。わずか一〇〇秒足らずの短い曲である。

七六年は「およげ！たいやきくん」がヒットし、ピンクレディーがデビューし、ロッキード事件が発覚し、家庭用VHSビデオが発売され、「徹子の部屋」がスタートし、村上龍が『限りなく透明に近いブルー』で芥川賞を取り、雑誌『ポパイ』が創刊され、映画では『タクシー・ドライバー』が封切られた。今から振り返れば結構脳天気な時代で、四年後には『なんとなく、クリスタル』が発表されて話題を呼び、一〇年後にはバブル経済が徒花を咲かせる。「ケッペキにいさん」の歌詞は、潔癖症の会社員である男性の一日を描写したものである。でも会社での様子は描かれない。たぶん人前では、巧妙に強迫症状を隠しているのだろう。

ケッペキ　にいさん　手を洗う　手を洗う
セッケン　たくさん　シャボン玉　シャボン玉
ケッペキ　にいさん　髭を剃る　髭を剃る
クリーム　たくさん　手がすべる　手がすべる
ケッペキ　にいさん　歯を磨く　歯を磨く
歯みがき　たくさん　歯が光る　歯が光る

ケッペキ　にいさん　シャップレス　シャップレス
スチーム　たくさん　皺のびる　皺のびる
ケッペキ　にいさん　窓しめる　窓しめる
やたら　たくさん　カギしめる　カギしめる

清潔志向でお洒落な「にいさん」であるらしい。もしかすると、『ポパイ』を購読しているシティボーイなのかもしれない。

この歌詞だけを見たら、読者はどのような曲を想像するだろうか。わたしだったら、いわゆる「テクノ」に分類されそうな機械的な音を思い浮かべたくなる。

ところが録音されているのは、ファンクと呼ぶべきパワフルな曲なのである。ボーカルは甲高く絶叫し、重低音のうねりがバックに溢れ返る。歌詞のどこか都会っぽい雰囲気とは隔たっている。強迫症状を呈している「にいさん」の内面よりも、ナンセンスさを小気味よくリズムに乗せているだけといった印象が強い。

そもそもこの曲は、前年に大瀧詠一が発表したアルバム『ナイアガラ・ムーン』に収録されていたやはりナンセンス風味横溢の「シャックリママさん」という曲へのアンサーソングなのである。遊びごころに重点が置かれているせいで、「カッコイイ曲へ面白半分に歌詞を乗せてみました」といった仕上がりになっている。

さて歌詞の後半では、「にいさん」が帰宅した夜のことが描かれる。

ケッペキ　にいさん　布団敷く　布団敷く
カバー　たくさん　掛けまくる　掛けまくる
ケッペキ　にいさん　眠りこむ　眠りこむ
目ざまし　たくさん　ねじをまく　ねじをまく

ここでまた歌詞の最初、朝の場面につながる。そうなると歌は永遠に終わらなくなってしまう。というわけで最後の部分は、

ケッペキ　にいさん　髭を剃る　髭を剃る
もう　たくさん　やめにする!!

と、呆気なくというか強引に曲は終わってしまう。フェードアウトにはならない。劇的な展開も生じない。

アルファロメオの助手席で

アルバム『FLAPPER』をわたしは所持したことがない。当時の吉田美奈子は、ユーミンのよきライバルといった位置づけになっていて、このアルバムが発売された年にユーミンは荒井から松任谷に姓が変わっているし、松任谷正隆が『FLAPPER』に参加していることはすでに述べた。シティポップだかニューミュージックといったオシャレ系の音楽として受け取られていたのである。

だから駄目というわけではなく、今になって聞き返してみれば、その音楽的達成度は素晴らしい。まったく古びていない。でもわたしには馴染めなかった。このアルバムが出た頃は医学生で、学友が運転するアルファロメオの助手席で、カセットによるカーステレオでわたしは全曲を耳にしたのだった。

昨今はどうだか知らないが、あの時代は医学生にとんでもなく貧富の差があったような気がする。リッチでオシャレな医学生（ほとんどが開業医の子弟）がいて、一方、モルタルアパートに住むような医学生もいた。わたしは気分的には後者に属しており、学生の分際でアルファロメオだのロータスに乗っている連中に反感を覚えていた。だから喧嘩をするわけではなく、平気でその外車に乗せてもらっていたヘタレであったけれども、吉田美奈子は「彼らの」音楽と認識していた。

では自分にとっての音楽は何か。七六年の時点で言えば、前年にレコードデビューを果たした福岡出身のバンド「サン・ハウス」（ギターが鮎川誠）が最も信頼できる音楽だった。荻窪にあったライブハウス「ロフト」で体験したサン・ハウスの猥雑な音に打ちのめされていたから、そうした人間にとって『FLAPPER』は浮ついた小金持ち連中のムードミュージックとしか聞こえなかった。

「ケッペキにいさん」の歌詞の最後、「もう　たくさん　やめにする!!」にわたしは「ケッ」と思った。もうたくさん、やめにするで通用するなら話は簡単だろう。何だよ、その詰めの甘さは。やめられないから苦しいわけで、そこを平然とスルーする歌詞に立腹したのだ。強迫症状をナンセンスで滑稽なことととらえ、それは「もう　たくさん　やめにする!!」でリセット可能。そういった甘っちょろい感性が、ひたすら不快であった。

ケッペキさを徹底させ、テッペキなる完全さを打ち立てることで不確実感を克服しようという絶望的な営みが強迫症状なのである。「ケッペキにいさん」のお気楽さ加減を、アルファロメオの助手席に座ったわたしは呪っていた。

火の用心、火の用心

医学部を卒業して、産婦人科に入局した（そして六年後に精神科に鞍替えする）。中目黒にマンションを借りて、独り暮らしを始めた。すると間もなく、わたし自身がケッペキにいさんになってしまった。強迫症状に取り憑かれてしまったのである。

当時は煙草を吸っていたが、火の始末が気になって外出が困難になった。ならば禁煙をすれば解決のはずだが、現実はそう単純ではない。灰皿に残っている吸い殻に水をかける程度では不安を拭い去れない。消した煙草の火がゾンビのように甦り、マンションの内部を赤い舌が舐め尽くしていく様子がありありと想像されて、病院や外出先で心配が膨れあがる。不安のあまり、タクシーで確認に戻ったこともある。

普通の灰皿は使わずに、スクリューキャップのついた瓶に吸い殻を入れ、しっかりとキャップを閉めて空気を遮断する。消えた様子はガラス越しに確認できる。それでも安心にはいたらない。瓶に水を満たし、しっかりシェイクする。水の中で吸い殻がほぐれてばらばらになる。それでもまだ安心できない。水を満たした瓶をそのまま冷蔵庫に入れ、しばらく経って瓶が十分に冷えているのを頬に当てて確認する——この時点で、やっとどうにか納得がいく。

ここまで確認癖が昂じると、外出しようとしても時間がかかる。とにかく瓶が冷蔵庫で冷えるまで待つ必要があるのだから。この事態にはかなり困らされた。なぜそんなことになったのか、薄々見当はつくが図式的に過ぎて自分でも疑わしいところがある。

では最終的にわたしはどのように脱出したか。精神科を訪ねたりはしなかった。安定剤も飲まなかった。誰かに相談したわけでもない。ただの成り行きに過ぎなかった。

産婦人科という性質上、分娩だの緊急手術で病院に泊まり込む日が増え、一ヵ月のうち二〇日以上はマンションへ帰らなくなった。大学病院での新鮮な多忙さが、いささか躁的な勢いを生活へもたらし、「仕事に慣れてきた新人にありがちな全能感」が不確実感を駆逐してしまったのだ。いつの間にか「火の用心、火の用心」と空転していた強迫症状は消失していた。「もう　たくさん　やめにする!!」ではなく「それどころじゃないんだよ!!」と居直っていたのである。

いつまでもケッペキにいさんなんかに甘んじていられなくなったのであった。その代わり、ウヌボレにいさんになった。アルファロメオに対する劣等感も消えていた。もちろん、そのウヌボレもすぐに泡と化すのであったが。

本章執筆のためにCDで『FLAPPER』を購入したのだが、一度だけ聞き返したこのアルバムは近日中にディスクユニオンへ下取りに出すつもりだ。もうたくさんである。

ストーカーにおける嫌われ者の美学「逃ガサナイ」

春日武彦

腹話術人形

先日、腹話術人形を買った。ヤフオクで競り落としたもので、三万円。七一年に米国で作られた中古品だけれど、口は背中の穴から出ている紐を引くことでちゃんと開閉する。目玉も瞼も動く高級品はさすがに高価で手が出ない。身長は約六〇cm、ソバカスだらけでカウボーイ姿の「やんちゃ」な少年ということになっているものの、そのおどけた（つもりの）顔はまことにグロテスクである。

腹話術の人形で最も有名なのはチャーリー・マッカーシーと名乗る燕尾服にシルクハット、片眼鏡（モノクル）の生意気な奴で、医学部出身の腹話術師エドガー・バーゲン（一九〇三〜一九七八）とコンビを組んでいた。大変な人気を博し、何本もチャーリー主演の映画が作られたし、ルーズベルト大統領と握手もしたし、切手にもなった。目を大きく見開き、大人なのか子どもなのかわからない顔つきで、どこか狡そうで邪悪な印象を与える。唇が赤く、口を開け閉めするため左右の口角から真下に向かって溝が入り、これが油断のならない残忍なトーンを漂わせる。

とにかく気持ちが悪い。どうしてこんな不気味な人形がアメリカの「国民的人気者」になれたのか、さっぱり理解できない。今は姿を消してしまった「マクドナルドのドナルド」も気色が悪かったが、チャーリーはドナルドの数倍はグロテスクである。そしてわたしが入手した人形は、さながらチャーリー・マッカーシーの弟といった造作であろうか。

腹話術人形に不気味さを感じるのは米国人も同様らしく（そのくせ人気者に祭りあげる彼らの脳天気なセンスがいまだに不可解である）、人形のほうがいつしか主導権を握って腹話術師を操り悪事を重ねる物語は小説でも映画でも再三作られている。小学生の頃に、テレビで「トワイライト・ゾーン」を見ていたら、まさにそんな話があった。腹話術人形がどんどん強大になっていき、最後には人形と腹話術師の顔が互いに入れ替わってしまう。なまじ白黒の画面だったためにその光景は異様な迫真性をもち、その晩わたしは「うなされた」。以来、怖いくせに腹話術人形が気になって仕方がない。腹話術の人形には、人間としてのアイデンティティを揺さぶるような根源的な不快感がまとわりついているが、忌避するのではなく逆に深い関心をもってしまうあたりに当方の病理性が潜んでいるのかもしれない。

さて、親が二人とも亡くなって、彼らが住んでいたマンションを一人息子のわたしは相続することになったのであった。親とはいろいろと確執があったので遺品はおろか家具も含めてすべて産業廃棄物扱いで業者に運び出してもらった。ゴミ屋敷の片づけと同様である。思い出もへったくれもない。そのあとで床も天井も引き剥がし、完璧にリノベーションをすることにした。間取りも変え、まったくの別な家に変貌させて住むつもりなのだ。この連載原稿を書いている時点では、まだ工務店が壁を突き崩している段階である。

で、改装後のわたしの部屋の壁には、モノクロで撮影された腹話術師および相棒の人形の古いロビー写真（芸人および腹話術人形の名前は不詳。ニューヨークの古道具屋で入手）を額装して飾ることにした。そこでついでに、自分でも腹話術人形の写真をモノクロで撮って一緒に飾ろうと思いつき、その段取りとしてヤフオクで人形を購入した次第なのである。べつに当方が腹話術を習得して心理療法に役立てようとか、そういった前向きな発想は一切ない。

悪趣味と自虐

気味が悪いにもかかわらず腹話術人形をオークションで手に入れ、それだけでは飽きたらずにみずから撮影して壁に飾ろうとする心理とは何なのだろうか。確信犯的な悪趣味、ないしは自虐傾向といった話になるのだろうか。他人が見たら呆れたり腰を引いたり眉を顰めそうなことを知りつつ、なおかつそれを行わずにはいられない。

かつて対抗同一性という言葉があった。最近はさっぱり耳にしないが、なかなか味わいのある概念で、カウンターカルチャー（対抗文化）に倣ってcounter identityということらしい。精神科医の福島章が提唱した[01]。社会一般の価値観や常識、通念や良識へ逆張り（FX用語で、あえて人気のない銘柄へ投資したり、わざわざ人気のある銘柄を手放してしまうこと）を行い、その営みを通して「ユニークな自分」「既成概念に囚われず、曇らぬ目をもつ自分」「真の自由を獲得した自分」といった具合に自己肯定を図ることである。青年期には、多かれ少なかれ対抗同一性という形で手っ取り早くアイデンティティを獲得して同一性拡散の危機を回避しがちである。なるほど自分も悪趣味とか自虐という毒々しさをもって同一性拡散を防いでいるような気がしてくる。似たようなことをしている人を目にすると妙に痛々しい気分に陥る理由も、これでわかってこようというものだ。

少なくとも前世紀の終わりが近づくまでは、ロックミュージックという形態が対抗同一性の典型的な見本であった。よもやルー・リードがテニスをしたり、レミー・キルミスターがテレビのコマーシャルに出るなどとは誰も想像しなかったわけである。やがてロックが体制に飼い慣らされてくると、プラスアルファをもって対抗同一性を保持しようとする一派が出てくる。おおむね死とか悪魔とか邪教の文脈に走って陳腐化してしまうのだけれど、日本においては寺山修司的な情念派が脈々と（そして細々と）息づいている。とはいうものの、せいぜいマリア観音とか犬神サーカス団とか人間椅子などが比較的知られている程度ではないだろうか。

「あざらし」というまさに情念派の3ピースバンドがあった。北海道出身で、猟奇パンクバンドと称するらしい。寺山の奇形嗜好に準じて、「アザラシ肢症 phocomelia」からバンド名を採ったのではないだろうか（たぶん）。女性ボーカルが腐れメグ子という「あんまり」な名前で、『アザラシイズム』というCDには彼女の髪の毛が封入されていた。バンドはすでに解散し、彼女は現在、ピアニストとのユニット「溺愛」で活動を続けている。タトゥーを入れるのを趣味にしているらしい。

二〇一四年に録音された『血肉』というアルバムがある。発売は「強迫観念友の会」というレーベルで、帯には「押し潰された子宮が紡いでいく経血色の歌を赫赫と煮え滾る愛憎を全て君にくれよう」と記されている。演奏も歌も素晴らしく、しかし聴き終えると辟易して一年以上アルバムを遠ざけたくなる。この猟奇CDの七曲目が「逃ガサナイ」という曲で、ストーカーを歌っている。

オマエノヘヤニシノビコンデ
ワタシハカンダツメノコス
オマエガイヌマニシノビコミ
キリオトシタカミノコス

オマエハナンデワカラナイ
イツモイツマデイツマデモ
アノカベノアナノオクカラ
ワタシハミテイルトイウノニ

といった調子で、なかなか一途かつ悲痛なのである。メロディには古色蒼然とした昭和歌謡といった趣がある。

オマエノヘヤニシノビコミ
ワタシハニョウヲタレナガシ
オマエガイヌマニシノビコミ
エグッタヒフノカワノコス

オマエハナンデユルサナイ
イツモイツマデイツマデモ
オマエノメノマエノスキマカラ
ワタシハミテイルトイウノニ

鬱陶しい。勝手につきまとい、他人の部屋を覗き込んだり忍び込んだり、挙げ句の果てには爪だの髪の毛だの皮膚を残し、放尿までしていく。犯罪レベルである。しかも自分に気づき、受け入れよと一方的な宣言をする。そんなことをして楽しいのか。意味があるのか。見返りがあるのか。

こういった曲を喜ぶ人たちがいるわけである。共感と反感の入り混じった微妙な屈託を楽しむのだろうか。腐れメグ子は絶対に実体験をそのまま歌にしているのだろうと勝手な想像を膨らませて楽しむのか。いやそれだけではなく、このような曲を愛でる「悪趣味な」自分に対して、対抗同一性にも似た「自虐的な自己愛」を覚えているのだろう。

巷に流れるヒット曲には中指を突き立てつつ、「逃ガサナイ」に耳を傾ける姿は当人が思っているほどカッコよくないし孤高の存在でもない。でもそうせずにはいられない。そうでなければ、自己主張ができない。自分がなくなってしまうのだ。わたしも同類なので、うんざりする。

ストーカーたち

わが国にストーカーという言葉が、少なくとも現在使われているような意味で登場したのは一九九五年である（『現代用語の基礎知識』には九七年版から収録）。同年一一月に、アメリカの女性ジャーナリストのリンデン・グロスが書いた『ストーカー』[02]という本が出版され、これが契機となって名称が広く知られるようになった。同書にはきちんとしたストーカーの定義は載っておらず、むしろ事例集に近いのだが、それを読んだ誰もがなんらかの「思い当たるケース」を見出したわけで、その普遍性がインパクトとなったようであった。

ストーカーの事例は、犯人が妄想型の統合失調症やパラノイアに分類されるべきケースと、境界性パーソナリティ障害（ＢＰＤ）に分類されるべきケースとに大別されるようである。マスコミがストーカーに飛びついた理由の一つに、正常と狂気との境目に位置する病態といった点が挙げられよう。「熱愛」や「ひたむきな思い」とストーカー的言動には区別をつけにくい部分がある。そのあたりが映画や小説とリンクして興味をかき立てたと思われる。したがってＢＰＤ親和性のストーカーに、より関心は集まったのであった。

当時、わたしが一般読者向けに書いた説明をここに再録しておこう[03]。パーソナリティ障害がまだ人格障害と呼ばれていた頃のことである。

ストーカー：妄想に近い一方的な恋愛感情によって、いくら拒まれたり嫌がられようとも、際限なく相手へアプローチを繰り返す人物を指す。執拗につきまとい、相手を束縛したがり、そこには幼児にも似た所有欲や独占欲が窺われる。彼らの情熱はしばしば憎しみやこだわりと化し、また相手が逃げたり拒絶するのは、自分をきちんと理解してくれていないからだといった身勝手な解釈をしていることが多い。そのような意味で、ストーカー本人はむしろ被害者意識を抱いていることも少なくない。

顔見知りや同僚をつけ狙うストーカーの多くは、行動とは裏腹に一見正常に映り、そのような彼らの精神病理は「ボーダーライン人格障害」に重なる部分が大きい。

顔見知りや同僚をつけ狙うストーカーがBPD親和性であるのに対し、スターや有名人といった抽象性を帯びた相手に執着しがちなのが統合失調症圏のストーカーなのだった。

思い出深いエピソードの一つとして、ストーカーに告訴されたことがある。

四国にあるN教育大学のM教授（六一歳）が、自分のゼミに在籍していた二五歳の女性（心理学専攻）へ一年半以上ストーキングを続け、彼女から訴訟を受けるという事案が発生した。教授の立場を悪用し、手紙と電話で執拗に迫っていたのだったが、「貴方が可愛く・可愛くてどうしょうもない気持ちです。私も男ですから、許せヨ」「あなたは化粧なんか必要ない。美しいし、若い。助手に推薦してうまくいった場合……私は男であなたは美女、某美人教授が、○○教授と愛人関係にあったのは有名な話、所詮、男と女。研究者になるのが嫌なら、早い方がいいかもネ」「私の生きがい、命。娘のような、恋人のような妙な気持ち、思い切り抱きしめたい……」などと書いて寄越す。書き写しているだけで、キモいったらありゃしない。

M教授は『週刊朝日』の一九九六年一一月一日号に〈「戦慄のストーカー」教授の妄執〉という見出しで派手に報道され、『フォーカス』などでも顔写真入りで大きく取り上げられた。被害女性を原告とした裁判ではもちろんM教授が敗訴している。

前述したとおり、わたしはストーカーをテーマにした本を書いたことがあって、その際にこのケースを紹介しコメントを加えた。マスコミでは実名報道だったけれど、あえて名前はM教授としておいた。ところがある日、勤務先の都立病院へいきなり高松地方裁判所から手紙が届いた。あなたは告訴されたので×月×日（水曜）午前一一時に裁判所へ出廷せよというのである。

突然そんな手紙が来ても困惑するばかりである。暇もないし、告訴される「いわれ」もない。名誉毀損ということらしいが、こちらは雑誌記事をもとにストーカー一般について考察しているだけであり、しかもM教授はすでにストーカーとして告発されて有罪となっているのである。結局、弁護士に依頼して代理で高松に行ってもらい、わたしは一度も出廷することなく裁判には勝った。だが弁護士費用は出版社と当方で折半し、大損害であった。

嫌われ者の美学

後日知ったことだが、M教授は出版社や新聞社を相手どって二〇件以上の告訴をしており、個人で訴えられたのはなぜかわたし一人であった。おまけに彼は、告訴の手続きをすべて自分で行っていた。高松地方裁判所もさぞや迷惑だったことだろう。精神病質性好訴者［04］といった古典的なネーミングを連想させるところがあり、BPDとはニュアンスが異なるようであった。

ところで、今になってストーカーについて考えてみると、二つの要素をあまり重視していなかったように思えてくるのである。その要素とは、強迫性および対抗同一性である。

ストーキングにおける執拗さには、自分でやめようと考えてもやめられないような強迫的側面があったのではないか。そこから彼らの病理を考察してみるべきではなかったかと悔やまれる。一方、対抗同一性との関連とは、つまりストーカーは嫌われ憎まれ忌避されることによって鬱屈した自己肯定にいたり、それを維持すべくストーキングにのめり込んでいったのではないか。もちろん、そういった連中はBPD親和性の人たちということになるだろう。彼らには、自虐的でドラマチックな振る舞いを好む傾向が強い。

嫌われ者の美学といったものがあるのだろう。顰蹙を買うことが喜びにつながるような感性があるはずだ。裏返しのエリート志向であり、往々にしてそうしたものは形骸化し、堕落した様式美に陥りがちに思える。つまり形式だけが一人歩きしがちだ。

情念派であり猟奇パンクを自称していた「あざらし」のCD『血肉』、これのパッケージは悪趣味もいいところで、臓物、いやホルモンの写真で覆い尽くされている。わざわざ赤いフィルターを通して赤黒い色を強調し、ぬるぬるぐちょぐちょした感じが強烈なのだ。収録されている曲名にしても、「儀式」「埋マラナイ」「赦サナイ」「血色オペラ」「吾ガ分裂ノ蟲裂ク時」といった調子である。それはそれで悪趣味なりの面白さや美学は感じられるものの、遅かれ早かれ行きづまることも容易に予想される。使われがちな言葉やイメージはおおむね限定されており、マンネリしか未来には控えていない。

考えてみれば、対抗同一性にはそうした命運が当初から備わっているのであった。最初のインパクトだけで勝負といったところがある。まあそのような閉塞感がある種の魅力になってもいるのだろう。そして一部のストーカーたちには、美学に則った「終わり方」が見出せないがために延々とストーキングを続けざるを得ない実情がありそうな気がする。いやはや、それでは被害者が浮かばれないではないか。

馬鹿馬鹿しいが切なくもある。

参考文献

〔01〕福島章『対抗同一性』金剛出版、一九七九年

〔02〕リンデン・グロス（秋岡史訳）『ストーカー――ゆがんだ愛のかたち』祥伝社、一九九五年

〔03〕春日武彦『屈折愛――あなたの隣のストーカー』文春文庫、二〇〇一年（『ザ・ストーカー――愛が狂気に変わるとき』祥伝社、一九九七年）

〔04〕Birnbaum, K.: Kriminal-Psychopathologie und Psychologische Verbrecherkunde, 2, Aufl. Springer, 1931.

山登敬之　やまと・ひろゆき
東京えびすさまクリニック院長。1957年東京生まれ。主著は『子どものミカタ』（日本評論社）、『母が認知症になってから考えたこと』（講談社）、『芝居半分、病気半分』（紀伊國屋書店）ほか。

斎藤　環　さいとう・たまき
筑波大学医学医療系社会精神保健学教授。1961年岩手生まれ。主著は『社会的ひきこもり』（PHP研究所）、『世界が土曜の夜の夢なら』（角川書店）、『オープンダイアローグとは何か』（医学書院）ほか。

松本俊彦　まつもと・としひこ
国立精神・神経医療研究センター精神保健研究所　薬物依存研究部部長／自殺予防総合対策センター副センター長。1967年神奈川生まれ。主著は『自傷行為の理解と援助』（日本評論社）、『アルコールとうつ・自殺』（岩波書店）、『自分を傷つけずにはいられない』（講談社）ほか。

井上祐紀　いのうえ・ゆうき
横浜市南部地域療育センター所長。1972年福井生まれ。訳書『子どもの問題行動を解決する3ステップ』（日本評論社）。

井原　裕　いはら・ひろし
獨協医科大学越谷病院こころの診療科教授。1962年鎌倉生まれ。主著は『激励禁忌神話の終焉』（日本評論社）、『生活習慣病としてのうつ病』（弘文堂）、『うつの8割に薬は無意味』（朝日新聞出版）ほか。

春日武彦　かすが・たけひこ
成仁病院顧問。1951年京都生まれ。主著は『幸福論』（講談社）、『臨床の詩学』（医学書院）、『鬱屈精神科医、占いにすがる』（太田出版）ほか。

ポップスで精《せい》神《しん》医《い》学《がく》

大衆《たいしゅう》音楽《おんがく》を〝診《み》る〟ための18の断章《だんしょう》

二〇一五年一二月二五日　第一版第一刷発行

著　者　山《やま》登《と》敬之《ひろゆき》　斎藤《さいとう》環《たまき》
松本《まつもと》俊彦《としひこ》　井上《いのうえ》祐紀《ゆうき》
井原《いはら》裕《ひろし》　春日《かすが》武彦《たけひこ》

発行者　串崎　浩

発行所　株式会社日本評論社
〒一七〇‐八四七四
東京都豊島区南大塚三‐一二‐四
電話　〇三‐三九八七‐八六二一［販売］
〇三‐三九八七‐八五九八［編集］
振替　〇〇一〇〇‐三‐一六

装　画　西村ツチカ
装　幀　木庭貴信＋角倉織音（オクターヴ）
印刷所　三美印刷株式会社
製本所　株式会社難波製本

検印省略

 ISBN978-4-535-98435-6